全国卫生职业教育实验实训"十三五"规划教材

供口腔医学、口腔医学技术、口腔护理专业使用

口腔组织病理学

主编　陈瑞扬　齐艳珍

U0240115

北京科学技术出版社

图书在版编目（CIP）数据

口腔组织病理学 / 陈瑞扬，齐艳珍主编. —北京：北京科学技术出版社，2017.8

全国卫生职业教育实验实训"十三五"规划教材：供口腔医学、口腔医学技术、口腔护理专业使用

ISBN 978-7-5304-8964-2

Ⅰ.①口… Ⅱ.①陈… ②齐… Ⅲ.①口腔科学—病理组织学—高等职业教育—教材 Ⅳ.① R780.2

中国版本图书馆 CIP 数据核字（2017）第 062122 号

口腔组织病理学

主　　编：陈瑞扬　齐艳珍
责任编辑：周　珊
责任校对：贾　荣
责任印制：李　茗
封面设计：异一设计
版式设计：天露霖文化
出 版 人：曾庆宇
出版发行：北京科学技术出版社
社　　址：北京西直门南大街16号
邮政编码：100035
电话传真：0086-10-66135495（总编室）
　　　　　0086-10-66113227（发行部）　0086-10-66161952（发行部传真）
电子信箱：bjkj@bjkjpress.com
网　　址：www.bkydw.cn
经　　销：新华书店
印　　刷：北京盛通印刷股份有限公司
开　　本：787mm×1092mm　1/16
字　　数：246千字
印　　张：11
版　　次：2017年8月第1版
印　　次：2017年8月第1次印刷
ISBN 978-7-5304-8964-2/ R · 2274

定　　价：48.00 元

教材评审委员会

张宗伟（枣庄职业学院）

张海峰（扎兰屯职业学院）

陈华生（漳州卫生职业学院）

郎庆玲（黑龙江省林业卫生学校）

屈玉明（山西职工医学院）

胡景团（河南护理职业学院）

郭积燕（北京卫生职业学院）

戴艳梅（天津市口腔医院）

秘书长

马菲菲（天津医学高等专科学校）

林　欣（天津市口腔医院）

副秘书长

郭怡熠（天津市口腔医院）

委　员（以姓氏笔画为序）

马玉宏（黑龙江护理高等专科学校）

毛　静（枣庄科技职业学院）

方会英（枣庄职业学院）

刘巧玲（黑龙江省林业卫生学校）

苏光伟（安阳职业技术学院）

李　涛（石家庄医学高等专科学校）

张　华（扎兰屯职业学院）

胡雪芬（大兴安岭职业学院）

顾长明（唐山职业技术学院）

高巧虹（漳州卫生职业学院）

高秋香（山西职工医学院）

黄呈森（承德护理职业学院）

曹聪云（邢台医学高等专科学校）

梁　萍（北京卫生职业学院）

葛秋云（河南护理职业学院）

董泽飞（邢台医学高等专科学校）

熊均平（河南漯河医学高等专科学校）

视频审定专家（以姓氏笔画为序）

王　琳（北京大学口腔医院）

王　霄（北京大学第三医院）

王伟健（北京大学口腔医院）

牛光良（北京中西医结合医院）

冯小东（北京同仁医院）

冯向辉（北京大学口腔医院）

冯培明（北京中医药大学附属中西医结合医院）

成鹏飞（中国中医科学院眼科医院）

刘　刚（北京中医药大学附属中西医结合医院）

刘建彰（北京大学口腔医院）

刘静明（北京同仁医院）

李靖桓（首都医科大学附属北京口腔医院）

杨海鸥（北京同仁医院）

张　楠（首都医科大学附属北京口腔医院）

陈志远（北京同仁医院）

郑树国（北京大学口腔医院）

胡菁颖（北京大学口腔医院）

祝　欣（北京大学口腔医院第二门诊部）

姚　娜（北京大学口腔医院第二门诊部）

熊伯刚（北京中医药大学附属中西医结合医院）

编 者 名 单

主　编　陈瑞扬　齐艳珍
副主编　尚建伟　高秋香　王美妍　张海燕
编　者（以姓氏笔画为序）

于　博（天津市口腔医院）

王美妍（承德护理职业学院）

向　旭（天津市口腔医院）

齐艳珍（枣庄职业学院）

许振起（天津市口腔医院）

李燕妮（天津市口腔医院）

张海燕（石家庄医学高等专科学校）

陈瑞扬（天津市口腔医院）

范思维（唐山职业技术学院）

林彦菊（天津市口腔医院）

尚建伟（天津市口腔医院）

高秋香（山西职工医学院）

前　言

　　《口腔组织病理学》是"全国卫生职业教育实验实训'十三五'规划教材（供口腔医学、口腔医学技术、口腔护理专业使用）"系列教材之一，通过正常组织和临床病理组织变化对比，使学生更加深刻地认识口腔疾病的本质，掌握疾病的发病过程，从而更好地为临床服务。

　　本教材的编写参考了现有的本科和专科教材，但与以往的教材有所不同，本教材更加注重临床病理表现和组织病理学改变之间的关系，先从正常组织结构入手，然后仔细观察疾病的临床病理变化，最后进行显微镜下的微观组织病理观察。在学习本教材的过程中，学生会自然看到正常组织—异常临床表现—组织病理改变的演变过程，这样就能系统地了解疾病的发病原理和发病机制，认识和理解组织形态和功能的关系，理解临床表现与组织病理变化的关系。

　　为了达到理想的实训效果，每个实训后面都安排了简要的测试内容，其目的是帮助和辅导学生尽可能多地掌握口腔组织病理知识，更好地理解学习内容，也使学生增加学习兴趣，为将来在临床上治疗口腔疾病打下坚实的理论基础。

编　者

2017 年 4 月

目　录

第一章　口腔组织学

实训一

牙体组织

【目的和要求】

（1）掌握釉质的组织学结构及表面结构、牙本质的组织学结构，以及牙本质的增龄和反应性变化。

（2）熟悉牙髓的组织结构、牙骨质的组织结构。

【实训内容】

观察釉质的组织学结构及表面结构、牙本质的组织学结构、牙本质的增龄和反应性变化、牙髓的组织结构、牙骨质的组织结构的组织学图像（磨片、切片）。

【实训用品】

显微镜，牙体组织切片、磨片。

【方法和步骤】

牙体组织即构成牙的所有组织的总称，包括3种硬组织（釉质、牙本质、牙骨质）和1种软组织（牙髓）。

牙本质构成牙的主体，釉质覆盖在其解剖牙冠的表面，牙骨质则覆盖于其牙根部表面。牙中央为空腔，称为髓腔，充满疏松的牙髓结缔组织，牙髓的血管和神经通过狭窄的根尖孔与牙周组织相通连（图1–1）。

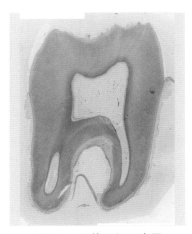

图1-1　牙体组织示意图

（一）釉质

1. 肉眼观察 釉质（enamel）覆盖在解剖牙冠的表面，釉质外观呈乳白色或淡黄色。其颜色与釉质的矿化程度有关，矿化程度越高，釉质越透明，越容易透出其深部黄色的牙本质，使牙釉质呈淡黄色；矿化程度越低，釉质的透明度越差，牙本质的颜色不能透出，使釉质呈乳白色。乳牙的釉质矿化程度较低，故乳牙呈乳白色。

釉质厚薄不一，切牙的切缘处厚约 2mm，磨牙的牙尖处厚约 2.5mm，自切缘或牙尖处至牙颈部逐渐变薄，颈部呈刀刃状。

2. 显微镜观察

（1）釉柱。釉质的基本结构是釉柱（enamelrod）。釉柱是细长的柱状结构，起自釉质牙本质界，贯穿釉质全层而达牙的表面，呈放射状排列。在窝沟处，釉柱由釉质牙本质界向窝沟底部集中，呈放射状；而在近牙颈部，釉柱排列几乎呈水平状（图1-2）。

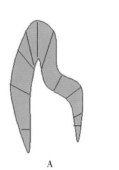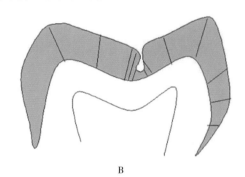

A   B

图1-2　釉柱排列方向示意图

A—切牙纵断面；B—磨牙纵断面

釉柱自釉质牙本质界至牙表面的行程并不完全为直线，近表面 1/3 较直，而内 2/3 弯曲，在切缘及牙尖处绞绕弯曲更为明显，称为绞釉（gnarled enamel），见图1-3。

图1-3　绞釉

釉柱的直径为 4 ~ 6μm，纵剖面可见有规律间隔的横纹，横纹之间的距离约为 4μm，相当于釉基质每日形成的量。横纹处矿化程度稍低，当牙轻度脱矿时横纹较明显。

釉柱的横剖面光镜下呈鱼鳞状（图1-4）；电镜下呈球拍样，有一个较大的近乎圆形的头部和一个较细长的尾部，相邻釉柱以头尾相嵌的形式排列。釉柱由扁六棱柱形晶体组成，晶体在釉柱的头部互相平行排列，它们的长轴（C轴）平行于釉柱的长轴，而从颈部向尾部移行时，晶体长轴逐渐与釉柱长轴成一角度，至尾部时已与釉柱长轴成 65° ~ 70° 的倾斜（图1-5）。因此，在一个釉柱尾部与相邻釉柱头部的两组晶体相交处呈现参差不齐的增宽的间隙，称为釉柱间隙，正是这类间隙构成了所谓的釉柱鞘（enamel rod sheath），形成釉柱头部清晰的弧形边界。

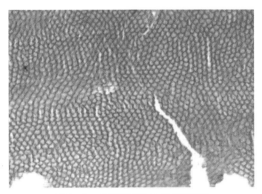

图1-4　光镜下釉柱的横剖面

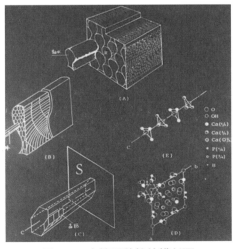

图1-5　电镜下釉柱的横剖面

（2）无釉柱釉质（rodless enamel）。在近釉质牙本质界处最先形成的釉质和多数乳牙及恒牙表层约 30μm 厚的釉质均看不到釉柱结构，高分辨率电镜下可见晶体相互平行排列。内层无釉柱釉质被认为可能是成釉细胞在最初分泌釉质时，托姆斯突尚未形成；而外层则可能是成釉细胞分泌活动停止以及托姆斯突退缩所致，提示托姆斯突的形成可能影响其所分泌晶体的排列方向，造成釉柱内出现不同方向排列的晶体，从而形成釉柱结构。

（3）釉质的特殊结构。釉质中有些部位钙化程度低，含有机物较多，在光学显微镜下形成特殊的结构，按形态及部位的不同，分别给予不同的名称。

1）釉质生长线（incremental lines）。又名芮氏线（lines of Retzius），在低倍镜下观察釉质磨片时，此线呈深褐色。在纵向磨片中，生长线自釉质牙本质界向外，沿着釉质形成的方向，在牙尖部呈环形排列包绕牙尖，近牙颈处渐呈斜行线（图1-6）。在横磨片中，生长线呈同心环状排列。釉质生长线是釉质周期性的生长速率改变所形成的间歇线，与树的年轮类似，其宽度和间距因发育状况变化而不等。发育不良的牙生长线更为明显。在乳牙和第一恒磨牙的磨片上，常可见一条加重了的生长线，这是由于乳牙和第一恒磨牙的釉质一部分形成于胎儿期，另一部分形成于婴儿出生以后。当婴儿出生时，由于环境及营养的变化，该部位的釉质发育一度受到干扰，特称其为新生线（neonatal line）。

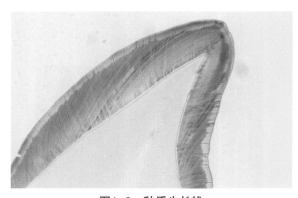

图1-6　釉质生长线

2）釉板（enamel lamellae）。釉板是一薄层板状结构，垂直于牙面，有的停止在釉质内，有的达釉质牙本质界，有的甚至伸到牙本质内，在磨片中观察呈裂隙状结构（图1-7）。釉板形成的原因，可能是在釉质发育时期由于某些釉柱排列急剧变化或矿化差异而发生应力改变的结果。该处的基质钙化不全，并含有大量的釉质蛋白。如裂缝发生于萌出以后，则口腔内的有机物可进入裂缝。釉板内含有较多的有机物，可成为龋致病菌侵入的途径。特别是在窝沟底部及牙邻面的釉板，被认为是龋发展的有利通道。

但绝大多数釉板是无害的，而且也可以因唾液中矿物盐的沉积而发生再矿化。

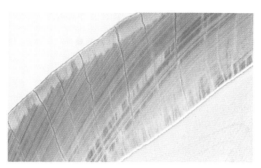

图1-7 釉板

3）釉丛（enamel tufts）。釉丛起自釉质牙本质界，向牙表面方向散开，呈草丛状（图1-8），其高度为釉质厚度的 1/5 ～ 1/4。釉丛是一部分矿化较差而蛋白含量相对较高的釉柱，这些釉柱在不同的平面及不同的方向重叠投射，形成丛状的影像。

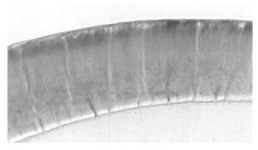

图1-8 釉丛

4）釉梭（enamel spindle）。釉梭是位于釉质牙本质界处的纺锤状结构，在牙尖部位较多见。目前认为，它与成牙本质细胞突起的末端膨大并穿过釉质牙本质界包埋在釉质中有关。在干燥的牙磨片中，釉梭的有机物分解，代之以空气，在透射光下，此空隙呈黑色（图 1-9）。

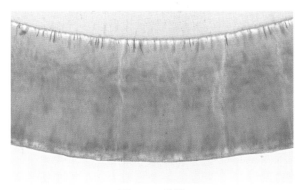

图1-9 釉梭

5）釉质牙本质界（enamel-dentinal junction）。釉质和牙本质相交处不是一条直线，而是由许多小弧形线相连而成（图1-10）。从三维的角度来看，整个釉质牙本质界是由许许多多紧挨着的圆弧形小凹所构成，小凹突向牙本质，凹面与成釉细胞的托姆斯突的形态相吻合。

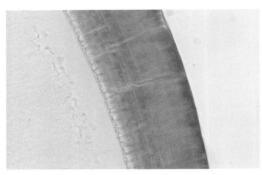

图1-10　釉质牙本质界

（4）釉质的表面结构。

1）釉小皮。釉小皮（enamel cuticle）是指覆盖在新萌出牙表面的一层有机薄膜，一经咀嚼即易被磨去，但在牙颈部仍可见残留。釉小皮的结构与上皮下的基板相似，可能是成釉细胞在形成釉质后所分泌的基板物质。

2）釉面横纹。釉面横纹（perikymata）是指釉质表面呈平行排列并与牙长轴垂直的浅凹线纹，间隔为 30 ~ 100μm，在牙颈部尤为明显，呈叠瓦状。这是牙呈节律性发育的现象，也是釉质生长线到达牙表面的部位（图1-11）。

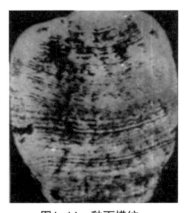

图1-11　釉面横纹

（二）牙本质

1. 肉眼观察　牙本质（dentin）构成牙的主体，其冠部表面覆有牙釉质，而根部覆盖牙骨质。牙本质颜色淡黄。

　　2.显微镜观察　牙本质构成牙的主体，牙本质围成的腔隙称为髓腔，其内充满牙髓组织；牙本质主要由牙本质小管、成牙本质细胞突起、细胞间质组成。

　　（1）牙本质小管。牙本质小管（dentinal tubule）为贯通于牙本质全层的管状空间，内含组织液和成牙本质细胞突起（图1-12A）。自牙髓向釉质牙本质界，牙本质小管呈放射状排列，在牙颈部小管弯曲呈"~"形（图1-12B），近牙髓端的凸弯向着根尖方向；而在牙尖部及根尖部小管较直。小管近牙髓一端较粗，其直径为3~4μm；近表面一端较细，其直径约为1μm，且排列稀疏，在近髓端和近表面处单位面积内小管数目之比约为4∶1。牙本质小管自牙髓端伸向表面，沿途分出许多侧支，并与邻近小管的侧支互相吻合，形成复杂的管网结构。牙根部牙本质小管的分支数目比冠部多。

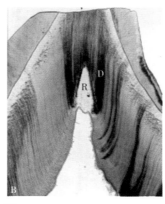

图1-12　牙本质小管

A—内含成牙本质细胞突起；B—牙本质小管放射状排列，牙颈部呈"~"形

　　（2）成牙本质细胞突起。成牙本质细胞突起（odontoblastic process）是成牙本质细胞的胞质突，该细胞胞体位于髓腔近牙本质侧，呈单层排列。其细胞突起伸入牙本质小管内，并分出细的小支伸入小管的分支内，与邻近的突起分支相联系。大多数突起只伸至牙本质小管的近髓端1/3或1/2，少数突起到达釉质牙本质界，个别突起甚至穿过釉质牙本质界且末端出现膨大，形成釉梭。

　　成牙本质细胞突起和牙本质小管之间的小空隙称为成牙本质细胞突周间隙，含组织液和少量有机物，为牙本质物质交换的主要场所。

　　（3）细胞间质。牙本质的细胞间质由基质和胶原纤维组成，基质为矿化的粘连质，胶原纤维主要为Ⅰ型胶原。纤维的排列大部分与牙本质小管垂直，而与牙表面平行，彼此交织成网状。

牙本质的矿化并不是均匀的，在不同区域因其矿化差异而有着特定的名称。

1）管周牙本质（peritubular dentin）。位于牙本质小管周围，构成牙本质小管的壁。牙本质的横剖磨片中，可见到围绕成牙本质细胞突起的间质呈环形的透明带，称为管周牙本质（图1-14）。管周牙本质矿化程度高，含胶原纤维极少。

2）管间牙本质（intertubular dentin）。位于管周牙本质之间，构成了牙本质的主体。其内胶原纤维较多，矿化程度较管周牙本质低（图1-13）。

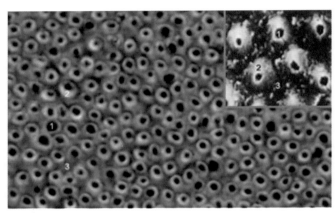

图1-13 牙本质小管横断面
1—牙本质小管；2—管周牙本质；3—管间牙本质

3）球间牙本质（interglobular dentin）。牙本质的钙化形式是球形钙化。当牙本质钙化不良时，钙质小球之间遗留未被钙化的间质，此未钙化的区域称为球间牙本质。球间牙本质主要见于牙冠部近釉质牙本质界处，大小、形态不规则，其边缘呈凹形，很像许多相邻接球体之间的空隙（图1-14）。其中仍有牙本质小管通过，但没有管周牙本质结构。

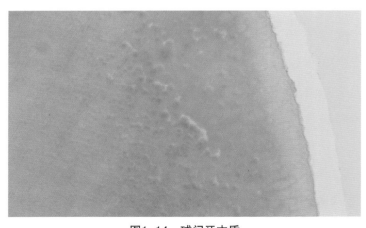

图1-14 球间牙本质

4）生长线（incremental line）。牙本质生长线又称埃布纳（von Ebner）线，是一些与牙本质小管垂直的间歇线纹（图1-15）。生长线表示牙本质的发育和形成速率是周期性变化的。如发育期间受到障碍，则形成加重的生长线，特称为欧文线（Owen line）。在乳牙和第一恒磨牙，其牙本质也因部分形成于出生前，部分形成于出生后，两者之间有一条明显的生长线，即新生线。

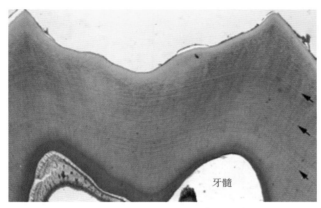

图1-15 牙本质生长线（磨牙切片）
箭头所示为生长线

5）托姆斯颗粒层（Tomes' granular layer）。在牙纵剖磨片中见根部牙本质透明层的内侧有一层颗粒状的未矿化区（图1-16），称托姆斯颗粒层。其形成的原因，有人认为是成牙本质细胞突起末端的膨大或末端扭曲所致，也有人认为是矿化不全所致。

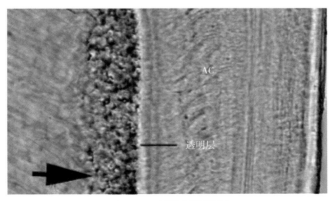

图1-16 托姆斯颗粒层
箭头所示为颗粒层；AC为无细胞牙骨质

6）前期牙本质（predentin）。牙本质的形成过程是先由成牙本质细胞分泌一层基质，然后钙盐沉积形成矿化的牙本质。牙本质一生都在不断地形成，因此，在成牙本质细胞和矿化的牙本质之间总有一层尚未矿化的牙本质，称为前期牙本质（图1-17）。前期牙本质一般厚 10 ~ 12μm。在 HE 染色切片中，前期牙本质呈淡红色。

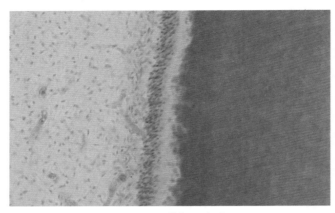

图1-17　前期牙本质

（4）牙本质的增龄和反应性变化。生理情况下，牙本质一生都在不断地形成，按牙本质形成时期的不同，可将其分为原发性牙本质和继发性牙本质；另外，受到外界病理性刺激时，牙本质也会产生一系列防御反应性变化。

1）增龄性变化。牙本质的增龄性变化主要表现为继发性牙本质的不断形成，导致牙髓腔不断缩小。①原发性牙本质（primary dentin）。原发性牙本质是指牙发育过程中所形成的牙本质，它构成了牙本质的主体。其中最早形成的紧靠釉质和牙骨质的一层原发性牙本质，胶原纤维的排列与小管平行，基质矿化也较差，在冠部者称罩牙本质（mantle dentin），厚 15 ~ 20μm；在根部者称透明层（hyaline layer），厚 5 ~ 10μm。在罩牙本质和透明层内侧的牙本质又称髓周牙本质（circumpulpal dentin）。②继发性牙本质（secondary dentin）。继发性牙本质是指牙发育至根尖孔形成后，在一生中仍持续不断形成的牙本质（图 1-18）。继发性牙本质在本质上是一种牙本质的增龄性改变，其形成的速度较慢。由于牙本质不断增厚，髓腔缩小，使成牙本质细胞突起的轴心位置发生轻度偏斜，结果形成的继发性牙本质小管方向稍呈水平，使其与牙发育期所形成的原发性牙本质之间常有一条明显的分界线。继发性牙本质形成于牙本质的整个髓腔表面，但在各个部位其分布并不均匀。在磨牙和前磨牙中，髓腔顶和底部的继发性牙本质比侧壁的厚。

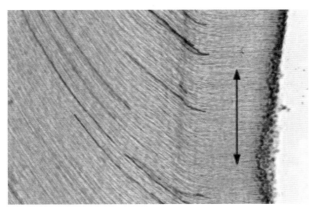

图1-18 继发性牙本质（牙纵断磨片）
箭头所示为继发性牙本质

2）反应性变化。

①修复性牙本质（reparative dentin）。也称为第三期牙本质（tertiary dentin）或反应性牙本质（reaction dentin）。当釉质受到外界刺激如磨损、酸蚀或患有龋病时，深部牙本质暴露，成牙本质细胞受到程度不等的刺激，并部分发生变性。牙髓深层的未分化细胞可移向该处取代变性细胞而分化为成牙本质细胞，并与尚有功能的成牙本质细胞一起共同分泌牙本质基质，继而矿化，此为修复性牙本质（图1-19）。其特点是：修复性牙本质中牙本质小管的数目大大减少，同时小管明显弯曲，有些区域仅含少数小管或不含小管；修复性牙本质仅沉积在受刺激牙本质小管相对应的髓腔侧；修复性牙本质与原发性牙本质或继发性牙本质之间常由一条着色较深的线所分隔；在修复性牙本质形成过程中，成牙本质细胞常可包埋在形成很快的间质中，很像骨组织，故有时又称之为骨样牙本质（osteodentin）。

②透明牙本质（transparent dentin）。又称硬化性牙本质（sclerotic dentin），当牙本质在受到磨损和较缓慢发展的龋刺激后，除了形成上述修复性牙本质外，还可引起牙本质小管内的成牙本质细胞突起发生变性，变性的基础上有矿物盐沉积而封闭小管，这样可阻止外界的刺激传入牙髓。由于其小管和周围间质的折光率没有明显差异，故在磨片上呈透明状，称之为透明牙本质（图1-20）。

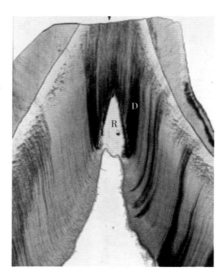

图1-19　修复性牙本质

R—修复性牙本质；D—死区

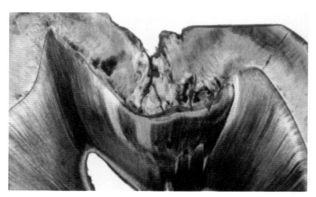

图1-20　透明牙本质

③死区（dead tract）。牙因磨损、酸蚀或龋等较重的刺激，使小管内的成牙本质细胞突起逐渐变性、分解，小管内被空气充满，显微镜下观察时呈黑色，称为死区（图1-19）。死区的周缘常有透明牙本质围绕，其近髓端则可见修复性牙本质。

（三）牙髓

1. 肉眼观察　牙髓（pulp）是位于牙髓腔内的软组织。

2. 显微镜观察　牙髓（pulp）属于疏松结缔组织。牙髓内的血管、淋巴管、神经通过狭窄的根尖孔与根尖部的牙周组织相通连。牙髓的主要功能是形成牙本质，并且有营养、感觉、防御及修复功能。

牙髓来源于外胚间叶，含细胞、纤维、神经、血管、淋巴管和其他细胞外基质。

在组织学上，牙髓可分为4层：靠近牙本质的一层为成牙本质细胞层；紧靠成牙本质细胞层，细胞相对较少的组织为乏细胞层，或称 Weil 层（the zone of Weil），此层在牙冠部较明显；乏细胞层内侧细胞密集排列，称多细胞层；牙髓中央区细胞分布比较均匀，称髓核（pulp core），含丰富的血管和神经（图1-21）。

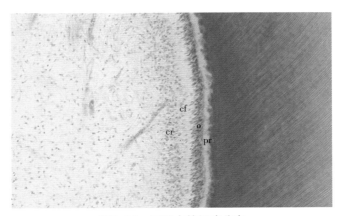

图1-21 牙髓中的细胞分布

pr—前期牙本质；o—成牙本质细胞；cf—乏细胞层；cr—多细胞层

（1）细胞。

1）成牙本质细胞（odontoblast）。成牙本质细胞是位于牙髓周围紧靠前期牙本质排列成的一层细胞，呈柱状，核为卵圆形，位于细胞的基底部，细胞顶端有一个细长的突起伸入牙本质小管内。在光学显微镜下，细胞排列拥挤，胞核不在同一水平，由3～5层成牙本质细胞构成。不同部位，成牙本质细胞形态不完全一致，在冠部为较高的柱状细胞，在牙根中部逐渐变为立方形细胞，接近根尖部的成牙本质细胞为扁平状（图1-22）。

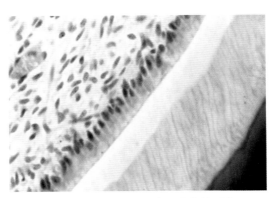

图1-22 成牙本质细胞层（光镜下）

电镜下，可见在靠近胞核有粗面内质网和高尔基复合体，而顶部胞质内粗面内质网丰富（图1-23）。在牙本质形成活跃期，细胞内高尔基复合体显著，粗面内质网丰富，线粒体遍布于整个胞质内，并见空泡。成牙本质细胞体之间有缝隙连接（gap junction）、紧密连接（tight junction）和中间连接（intermediate junction）等结构。

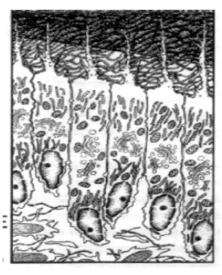

图1-23　成牙本质细胞层（电镜下）

2）成纤维细胞（fibroblast）。成纤维细胞是牙髓中的主要细胞，又称为牙髓细胞。细胞呈星形，有胞质突起互相连接，核染色深，胞质均匀淡染。电镜下，有丰富的粗面内质网和线粒体以及发达的高尔基复合体等，这说明它合成胶原的功能活跃。随着年龄的增长，细胞形态呈扁平梭形，细胞器减少，数量减少，功能下降。

3）组织细胞和未分化间充质细胞（histiocyte and undifferentiated mesenchymal cell）。这些细胞通常位于小血管及毛细血管周围。组织细胞形态不规则，有短而钝的伪足，胞核小而圆，染色深。在活体染色法中，可见其胞质内储有染料颗粒。未分化的间充质细胞比成纤维细胞小，但形态相似，有不明显的胞质突。在受到刺激时，它可分化成结缔组织中任何一种类型的细胞。

（2）纤维。主要是胶原纤维和嗜银纤维，弹性纤维仅存在于较大的血管壁上。牙髓中的胶原纤维主要是Ⅰ型和Ⅲ型纤维，二者的比率为55∶45，随年龄的增长，胶原纤维的量逐渐增加，但其构成比则基本保持不变。嗜银纤维即网状纤维，为纤细的纤维，分布于牙髓细胞之间。在通常的HE染色中不能显示，只有在应用银染色时才能显示黑色。在牙本质形成的早期，嗜银纤维在牙髓边缘聚集有粗大的科尔夫纤维束。

（3）基质。牙髓中的基质是致密的胶样物，其主要成分为蛋白多糖复合物和糖蛋白。前者的多糖部分主要为黏多糖，在发育早期还含有丰富的硫酸软骨素 A、软骨素 B 和透明质酸。而后者则主要由纤维粘连蛋白（fibronectin）和细胞外粘连蛋白（vitronectin）等所组成。

（4）血管。牙髓内血管丰富，来自颌骨的牙槽动脉分支经根尖孔进入牙髓，改称牙髓动脉，沿牙髓中轴前进，沿途分出小支，最后在成牙本质细胞层下方形成一个稠密的毛细血管丛，然后，毛细血管后静脉汇成牙髓静脉与牙髓动脉伴行，出根尖孔转为牙槽静脉。牙髓和牙周膜的血管除通过根尖孔交通外，尚可通过一些副根管相通。因此，当牙髓或牙周组织发生炎症时，也可沿此通道相互扩散。与身体其他类似血管相比，牙髓血管管壁薄、血压高、血流快。

（5）淋巴管。牙髓中淋巴管常与血管伴行。淋巴毛细管起于牙髓表面，汇合成较大的小淋巴管，经髓核穿过根尖孔与牙龈、牙周膜的淋巴管丛吻合。前牙的淋巴液汇入颏下淋巴结，后牙的淋巴液汇入下颌下和颈深部淋巴结。牙髓的淋巴管在光镜下不易与毛细血管区别。

（6）神经。牙髓内神经很丰富。神经来自牙槽神经的分支，伴同血管自根尖孔进入牙髓，并逐渐分出很多更细的分支。髓室内神经纤维分散呈放射状，在近多细胞层处形成神经网，称为神经壁层或 Raschkow 丛。神经末梢呈圆形或椭圆形膨大，与成牙本质细胞紧密相接，具有感受器的功能。牙髓内的神经大多数是有髓神经，传导痛觉；少数为无髓神经，系交感神经，可调节血管的收缩和舒张。

（四）牙骨质

1. 肉眼观察　牙骨质（cementum）覆盖于牙根表面，色淡黄。在近牙颈部较薄，为 20 ~ 50μm，在根尖和磨牙根分叉处较厚，为 150 ~ 200μm。牙骨质是维系牙和牙周组织联系的重要结构。牙建立咬合功能前形成的牙骨质可称为原发性牙骨质（primary cementum），之后所形成的牙骨质则称为继发性牙骨质（secondary cementum）。

2. 显微镜观察　牙骨质的组织结构与密质骨相似，由细胞和矿化的细胞间质组成，细胞位于陷窝内。不同于骨的是，牙骨质无哈佛管，也无血管和神经。

（1）细胞。参与牙骨质组成的细胞称为牙骨质细胞（cementocyte），位于牙骨质基质内。细胞体积较小，胞体呈扁平卵圆形，细胞表面有许多细小胞质突起，突起向牙周膜方向伸展，借以从牙周膜吸取营养，邻近的牙骨质细胞突起可相互吻合。

按照牙骨质间质中细胞的有无，一般可将牙骨质组织分为无细胞牙骨质和细胞牙骨质。这两种牙骨质的形成目前认为与牙骨质基质的形成和矿化速度有关。

1）无细胞牙骨质（acellular cementum）。无细胞牙骨质紧贴于牙本质表面，主要由牙骨质层板构成而无细胞。分布于自牙颈部到近根尖 1/3 处，牙颈部往往全部由无细胞牙骨质所占据（图 1-24）。

2）细胞牙骨质（cellular cementum）。细胞牙骨质位于无细胞牙骨质的表面，但在根尖部 1/3 可以全部为细胞牙骨质。细胞牙骨质和无细胞牙骨质也可以交替排列（图 1-24）。

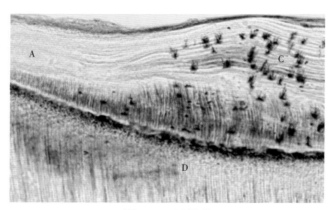

图1-24　牙骨质
A—无细胞牙骨质；C—细胞牙骨质；D—牙本质

（2）细胞间质。

1）纤维。牙骨质基质内的纤维主要由成牙骨质细胞和牙周膜成纤维细胞产生的胶原纤维所构成。前者纤维排列与牙根表面平行，后者与牙根表面垂直并穿插于其中，又称为穿通纤维（perforating fiber）或沙比纤维（Sharpey fiber）。穿通纤维的另一端埋在牙槽骨内。细胞牙骨质内的纤维多半由成牙骨质细胞分泌，而无细胞牙骨质的纤维则主要由成纤维细胞产生。

2）基质。基质主要由蛋白多糖和矿物盐组成，后者以磷灰石晶体的形式沉积在胶原纤维上形成钙化的基质。由于牙骨质的形成是持续而有节律性的，故呈现层板状结构，层板之间为生长线间隔。牙骨质表面有一层刚形成尚未钙化的牙骨质即类牙骨质（cementoid）。

（3）釉质牙骨质界（enamelo-cemental junction）。釉质和牙骨质在牙颈部相接，其相接处有 3 种不同情况：①约 60% 是牙骨质少许覆盖在釉质表面；②约 30% 是釉质和牙骨质端端相接；③约 10% 是二者不相接（图 1-25），该处牙本质暴露，而为牙龈所覆盖。在第三种情况下，一旦牙龈萎缩，暴露的牙本质易发生过敏。

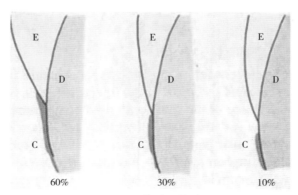

图1-25　釉质牙骨质界

C—细胞牙骨质；D—牙本质；E—釉质

（4）牙本质牙骨质界（dentino-cemental junction）。牙本质和牙骨质是紧密结合的，光镜下呈现一条较平坦的界线，但电镜下可见该处牙本质和牙骨质的胶原原纤维互相缠绕。

【习题集】

1. 名词解释及概念：绞釉、釉柱横纹、釉小皮、球间牙本质、前期牙本质、修复性牙本质、继发性牙本质、管间牙本质、管周牙本质、罩牙本质、髓周牙本质、透明牙本质、原发性牙本质、继发性牙本质、（牙本质）透明层、新生线。

2. 简述釉柱的形态、走行方向及其意义。

3. 釉质中有机物含量较多的区域有哪些？各有何形态特点？

4. 简述釉质结构的临床意义。

5. 简述牙本质小管的走行方向特点。

6. 简述牙髓的组织学分层。

7. 简述牙骨质细胞的分布及组织学特点。

8. 简述牙骨质的生物学特性及功能。

9. 何谓穿通纤维？

（高秋香）

实训二

牙周组织

【目的和要求】

（1）掌握牙龈的组织学特点、牙龈和牙体附着的关系、牙周膜主纤维束的排列及走行特点、固有牙槽骨的形态、骨新生和骨吸收的形态特点。

（2）了解牙龈部分纤维束的排列及走行方向、牙周膜中各种细胞的分布及形态。

【实训内容】

观察前牙唇舌向剖面的牙体牙周组织切片及磨牙近远中向剖面的牙体牙周组织切片。

【实训用品】

组织切片，显微镜。

【方法和步骤】

1. 前牙唇舌向剖面的牙体牙周组织切片

（1）肉眼观察。牙龈的位置、牙周膜的厚度、固有牙槽骨的厚度、骨密质及骨松质的分布（图1-26）。

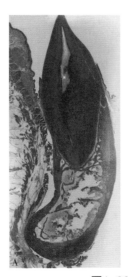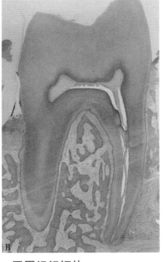

图1-26 牙周组织切片

A—前牙唇舌向；B—磨牙近远中向

（2）显微镜观察。低倍镜下，牙龈上皮的分布、龈沟底的位置、牙龈及牙周膜主纤维束的排列和分布方向、固有牙槽骨由平行排列的层板状结构构成及哈佛系统的结构、骨松质由骨髓和骨小梁组成；高倍镜下，牙龈上皮、龈沟上皮、结合上皮的形态特点，牙周膜各组纤维，固有牙槽骨中的穿通纤维及束状骨的形态、是否有牙槽骨的新生和吸收及其形态特点，牙周膜中其他成分如成纤维细胞、成牙骨质细胞等的形态特点（图1-27）。

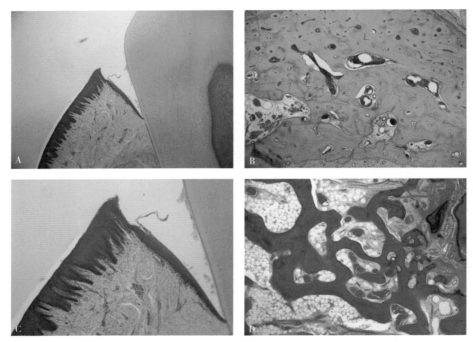

图1-27　牙周组织镜下结构
A—低倍牙龈上皮；B—板层骨；C—高倍牙龈上皮；D—松质骨

2. 磨牙近远中向剖面的牙体牙周组织切片

（1）肉眼观察。牙周膜的位置、牙槽骨的轮廓、骨密质和骨松质的分布、牙槽嵴与越隔组纤维（图1-26）。

（2）镜下观察。越隔组纤维和牙周膜纤维的根间组，其他组纤维同前牙唇舌向切片。

【实训作业】

描绘前牙唇舌向牙周组织结构模式图。

【习题集】

1. 简述牙龈及牙周膜主纤维束的名称、排列方向及功能。

2. 简述结合上皮的形态特点及临床意义。

3. 牙周膜中的细胞种类及其功能分别是什么？

4. 牙槽骨的生物学特性及临床意义有哪些？

实训三

口腔黏膜

【目的和要求】

（1）掌握口腔黏膜的基本组织学结构、口腔黏膜的分类。

（2）熟悉各类口腔黏膜的分布和结构特点。

（3）了解口腔黏膜的功能和临床意义。

【实训内容】

观察硬腭、软腭、唇、舌背黏膜的切片和组织学图像。

【实训用品】

显微镜，口腔黏膜切片及组织学图像。

【方法和步骤】

1. 硬腭与软腭黏膜切片

（1）肉眼观察。区别黏膜表面与深部组织；辨别硬腭黏膜与软腭黏膜（图1-28）。

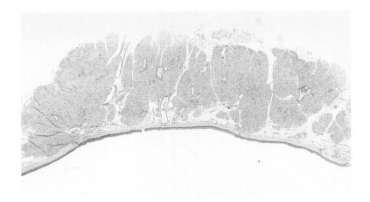

图1-28　硬腭与软腭黏膜切片（HE染色）

（2）显微镜观察。

1）低倍镜。注意硬腭与软腭黏膜的异同。硬腭黏膜包括黏膜上皮与固有层，无黏膜下层。上皮分为角化层、颗粒层、棘层和基底层；固有层较厚，乳头多而长，与上皮钉突呈指状镶嵌，形成良好的机械附着（图1-29A）。软腭黏膜与硬腭黏膜相延续，颜色较深，两者分界明显。软腭黏膜除了黏膜上皮与固有层，还包括了固有层深部的黏膜下层。其上皮分为表层、中间层、棘层和基底层；固有层乳头少而短；疏松的黏膜下层中含有腭腺（图1-29B）。

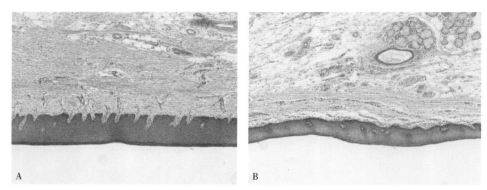

图1-29　硬腭与软腭黏膜组织结构（HE染色，低倍镜下）
A—硬腭黏膜；B—软腭黏膜

2）高倍镜。硬腭黏膜上皮角化层较厚，以正角化为主，表现为排列紧密、界限不清的多层扁平细胞，细胞核与细胞器消失，在HE染色的切片中呈均质红染的嗜酸性物。颗粒层较明显，由2～3层的扁平细胞组成，胞质中含有深紫蓝色的嗜碱性透明角质颗粒。棘层细胞为典型的复层鳞状上皮细胞，多边形，体积大，胞核圆形或椭圆形，位于细胞中央，含有1～2个核仁。细胞间桥明显，对维持上皮的完整性有着重要作用。基底层是由一层栅栏状排列的立方或矮柱状细胞构成的，胞核圆形，染色深。固有层内胶原纤维粗大，排列紧密（图1-30A）。软腭黏膜上皮表层细胞无角化，表层下无颗粒层，棘层细胞体积大，细胞间桥不明显。固有层乳头少，血管较多。黏膜下层为疏松结缔组织，可见腭腺（图1-30B）。

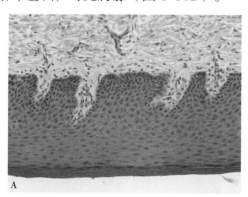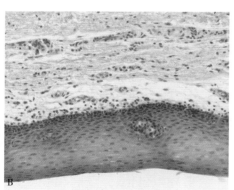

图1-30　硬腭与软腭黏膜组织结构（HE染色，高倍镜下）
A—硬腭黏膜；B—软腭黏膜

2. 唇黏膜切片

（1）肉眼观察。区别皮肤和黏膜，上皮有角化、皮下组织中有皮脂腺和毛囊等皮肤附属器的一侧为皮肤，上皮无角化、黏膜下层有唇腺的一侧为唇黏膜，二者之间的移行部分为唇红（图1-31）。

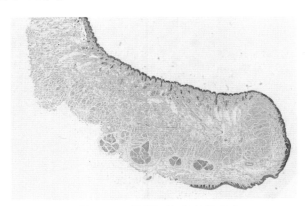

图1-31　唇部切片（HE染色）

（2）显微镜观察。

1）唇部皮肤。观察皮肤的组织结构。皮肤分为表皮、真皮及皮下组织。表皮包括角质层、透明层、颗粒层、棘层和基底层，其中透明层不明显，其他4层结构类似于黏膜角化上皮。真皮为不规则致密结缔组织，包括乳头层与网状层。皮下组织由疏松结缔组织和脂肪小叶构成。皮肤附属器包括皮脂腺、汗腺、毛发等（图1-32A）。

2）唇黏膜。观察唇黏膜的组织结构。黏膜上皮属于被覆上皮，表层无角化，中间层较厚，固有层为致密结缔组织，乳头不规则且较短，有较厚的黏膜下层，内含小唾液腺和脂肪，与固有层无明显界限（图1-32B）。

3）唇红黏膜。观察唇红黏膜的组织结构，并区别其与唇黏膜的异同。唇红黏膜上皮薄，有角化层，固有层乳头狭长，甚至延伸至接近上皮表面，其内毛细血管襻丰富，血色可透过有一定透明度的表面上皮使唇红部呈朱红色；当血氧含量发生变化时，唇红部颜色也随之改变。同时，由于黏膜下层无小唾液腺和皮脂腺的存在，唇红黏膜易发生干裂（图1-32C）。

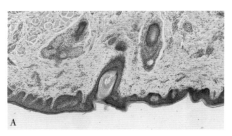

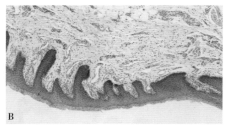

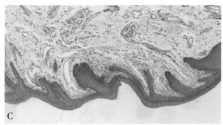

图1-32　唇部皮肤和黏膜的组织结构（HE染色）

A—唇部皮肤；B—唇黏膜；C—唇红黏膜

3. 舌背黏膜切片

（1）肉眼观察。辨别舌背黏膜（图1-33）。

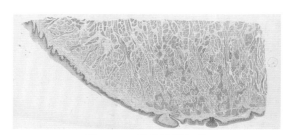

图1-33　舌背黏膜切片

（2）显微镜观察。注意丝状乳头、菌状乳头和轮廓乳头的形态特点。

1）丝状乳头。呈较小的锥体形，锥体尖端向舌根方向倾斜，末端有毛刷样突起。乳头表面角化层较厚，浅层细胞常剥脱，与舌苔的形成和变化相关（图1-34）。

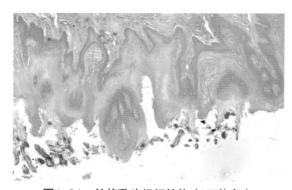

图1-34　丝状乳头组织结构（HE染色）

2）菌状乳头。呈头大颈细的圆形蘑菇状。上皮薄，无角化层，因固有层中血管丰富而色泽较红。有的菌状乳头上皮内可见少数味蕾。

3）轮廓乳头。矮柱状，体积较大，四周有轮廓沟环绕，轮廓沟外的舌黏膜稍隆起，形成乳头的轮廓结构。乳头表面上皮有角化，侧壁上皮无角化，上皮内可见较多味蕾。轮廓沟底附近的肌纤维束间可见味腺（图1-35）。

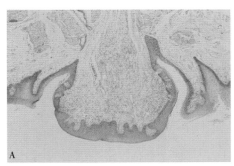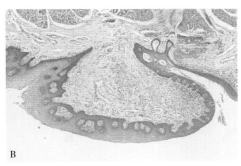

图1-35　轮廓乳头组织结构（HE染色）
A—低倍；B—高倍

4）味蕾。淡染的卵圆形小体，基部位于基底膜上，顶部中央的圆形味孔与口腔相同。味蕾中含有明细胞与暗细胞，其中明细胞较粗，暗细胞较细（图1-36）。

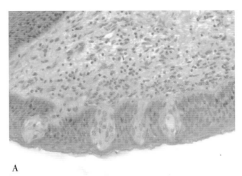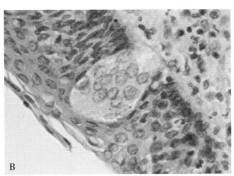

图1-36　味蕾的组织结构（HE染色）
A—低倍；B—高倍

【实训作业】

绘出口腔黏膜角化上皮分层结构的镜下组织学图像。

测试题

一、选择题

1. 对口腔黏膜组织结构的描述不正确的是（　　）

A. 口腔黏膜的组织结构与皮肤相似

B. 口腔黏膜由上皮和固有层组成，部分黏膜深部还有黏膜下层

C. 口腔黏膜角化上皮分为角化层、颗粒层、棘层和基底层

D. 口腔黏膜非角化上皮分为表层、颗粒层、棘层和基底层

正确答案：D

答案解析：记忆题。非角化上皮分为表层、中间层、棘层和基底层。

2. 以下属于被覆黏膜的是（　　）

A. 牙龈黏膜

B. 硬腭黏膜

C. 舌腹黏膜

D. 舌背黏膜

正确答案：C

答案解析：记忆题。牙龈和硬腭黏膜属于咀嚼黏膜，舌背黏膜属于特殊黏膜。

3. 角化上皮与非角化上皮的区别包括（　　）

A. 角化层的有无

B. 颗粒层的有无

C. 棘层细胞间桥是否明显

D. 以上全部

正确答案：D

答案解析：记忆题。角化上皮有角化层和颗粒层，棘层细胞间桥明显；非角化上皮无角化层和颗粒层，取而代之的是表层和中间层，其棘层细胞间桥不明显。

4. 关于唇的描述，错误的是（　　）

A. 唇黏膜是无角化的复层鳞状上皮

B. 唇红黏膜上皮无角化，因此透明度高，血色可透过上皮使唇部呈红色

C. 唇黏膜下层含有腺体

D. 唇红黏膜下层无腺体，因此易发生干裂

正确答案：B

答案解析： 唇红黏膜上皮薄，固有层乳头细长，甚至延伸至接近上皮表面，其内毛细血管襻丰富，因此唇红部呈朱红色。

5. 味蕾分布最多的部位是（　　）

A. 丝状乳头

B. 菌状乳头

C. 轮廓乳头

D. 叶状乳头

正确答案：C

答案解析： 记忆题。味蕾主要分布于轮廓乳头的侧壁上皮内，也可见于菌状乳头、软腭、会厌等处的上皮内。

二、名词解释

1. **正角化**　角化细胞的细胞核及细胞器完全消失，胞质中充满角蛋白，HE 染色呈均质红色嗜酸性物，称为正角化。

2. **不全角化**　角化细胞胞核浓缩但未消失，称为不全角化。

3. **细胞间桥**　棘细胞胞质伸出的棘状突起，与邻近细胞相接，形成细胞间桥。

三、简答题

1. **简述口腔黏膜角化上皮的分层结构与组织学特点。**

答：口腔黏膜角化上皮由表及里分为角化层、颗粒层、棘层和基底层。角化层由多层排列紧密的扁平细胞构成，细胞界限不清，根据角化程度不同分为正角化和不全角化。颗粒层由 2 ～ 3 层扁平细胞构成，胞质中含有嗜碱性透明角质颗粒。棘层是由多层大多边形细胞构成，胞核圆形或椭圆形，位于细胞中央，内含 1 ～ 2 个核仁。棘细胞间有明显的细胞间桥连接。基底层由一层立方或矮柱状细胞构成，排列成栅栏状，借基底膜与固有层相连。

2. 简述轮廓乳头的形态特点。

答：轮廓乳头呈矮柱状，体积较大，四周有轮廓沟环绕，沟外舌黏膜稍隆起，形成乳头的轮廓结构。乳头表面上皮有角化，侧壁上皮无角化，上皮内可见较多味蕾。轮廓沟底附近的肌纤维束间可见味腺。

实训四

唾液腺

【目的和要求】

掌握唾液腺的一般结构，腮腺、下颌下腺、舌下腺的腺泡结构及形态特点。

【实训内容】

观察腮腺、下颌下腺、舌下腺、唇腺的病理切片和组织学图像。

【实训用品】

临床病理图片，显微镜，组织病理切片。

【方法和步骤】

（一）唾液腺的一般结构

唾液腺由腺实质和间质构成。实质即腺体的上皮成分形成较大的腺叶，腺叶中含许多腺小叶，腺小叶中含许多分泌单位即腺泡。腺泡是形成唾液的基本单位，形成的唾液进入闰管，再排入分泌管。

1. 腺泡　腺泡根据分泌物成分的不同分为浆液性、黏液性和混合性腺泡。

（1）浆液性腺泡。光学显微镜下多为圆形。细胞多为锥形，尖端朝向腺腔。胞质弱嗜碱性，内含多少不等的 PAS 阳性分泌颗粒。胞核圆形，染色较深，位于细胞的基底区 1/3，靠近基底膜（图 1-37）。

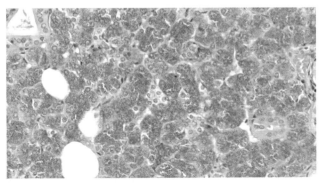

图1-37　浆液性腺泡（HE染色，100倍）

（2）黏液性腺泡。光学显微镜下，黏液不容易被常规染料所染色，因此，染色明显浅于浆液性腺泡。胞质常呈絮状，弱碱性，PAS及阿辛蓝染色阳性。胞核多因受压呈扁梭形，位于细胞基底部（图1-38）。

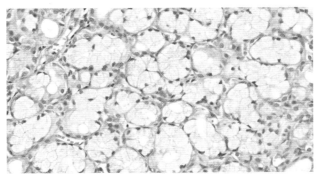

图1-38　黏液性腺泡（HE染色，100倍）

（3）混合性腺泡。光学显微镜下以黏液性细胞为主，由数个呈新月状排列的浆液性细胞覆盖在黏液性腺泡的盲端。浆液性细胞形成的新月样结构称半月或半月板（图1-39）。

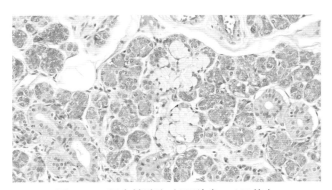

图1-39　混合性腺泡（HE染色，100倍）

2. 肌上皮细胞　光学显微镜下，位于腺泡细胞、闰管细胞和基板之间，有突起包绕腺泡。此细胞常仅见扁的细胞核（图1-40）。

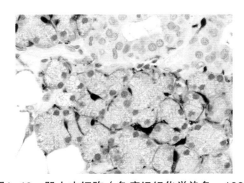

图1-40　肌上皮细胞（免疫组织化学染色，100倍）

3. 导管系统

（1）闰管。闰管是导管最细小的终末分支部分，常位于腺泡间。显微镜下细胞体积小，胞质少，弱嗜碱性。胞核位于细胞中央（图1-41）。

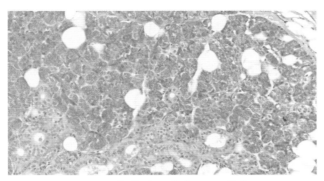

图1-41　闰管（HE染色，100倍）

（2）分泌管。分泌管与闰管相连，由单层导管细胞构成。胞质丰富，弱嗜酸性，近基底部的胞质中，可见与基底膜垂直排列的纵纹。胞核圆形，位于细胞中央（图1-42）。

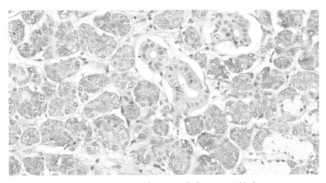

图1-42　分泌管（HE染色，100倍）

（3）排泄管。排泄管与分泌管相连，管径大。镜下导管细胞有两层，近管腔面为柱状，排列整齐，胞质染色较浅；近基底膜处为基底细胞，体积小，排列稀疏（图1-43）。

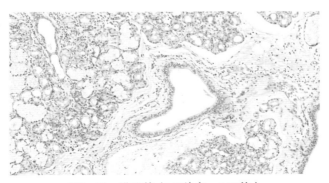

图1-43　排泄管（HE染色，100倍）

（二）唾液腺的分类及组织学特点

根据腺体的大小和部位，唾液腺分为大唾液腺（腮腺、下颌下腺和舌下腺）和小唾液腺（唇腺、腭腺、舌腺等）；根据腺泡类型，唾液腺分为浆液性腺、黏液性腺和混合性腺。

1. 腮腺

（1）肉眼观察。腮腺的部位、形状，与面神经及血管的关系，腮腺导管的走行及开口位置，副腮腺的部位及肿物的部位。

（2）显微镜观察。①低倍镜下观察腮腺被膜、腺叶、腺小叶、腺泡和导管的分布。②高倍镜下观察腺泡的结构及形态特点，腺泡细胞的形态，胞质内有无分泌颗粒；闰管、分泌管、排泄管的组织结构特点。③叶间结缔组织，如神经、血管、小的淋巴结（图1-44）。

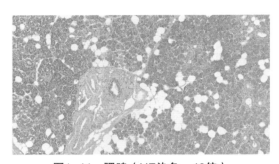

图1-44　腮腺（HE染色，40倍）

2. 下颌下腺

（1）肉眼观察。下颌下腺的部位、形状，与面神经下颌缘支、舌神经及面动静脉的关系，下颌下腺导管的走行及开口位置。

（2）显微镜观察。①低倍镜下观察腺叶、腺小叶、腺泡和导管的分布。②高倍镜下观察腺泡的种类、结构及形态特点，半月板的形态特点及位置。③观察叶间结缔组织，如神经、血管及淋巴样组织（图1-45）。

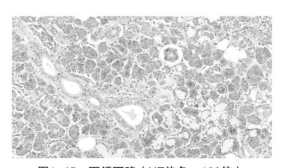

图1-45　下颌下腺（HE染色，100倍）

3. 舌下腺

（1）肉眼观察。舌下腺的部位、形状，与舌神经及下颌下腺导管的关系，舌下腺导管系统的构成。

（2）显微镜观察。①低倍镜下观察腺叶、腺小叶、腺泡。②高倍镜下观察腺泡的种类、结构及形态特点。③观察叶间结缔组织，如神经、血管（图1-46）。

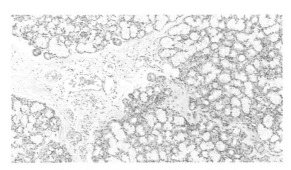

图1-46　舌下腺（HE染色，40倍）

4. 唇腺

（1）肉眼观察。唇腺的部位、形状。

（2）显微镜观察。①低倍镜下观察腺叶、腺小叶、腺泡。②高倍镜下观察腺泡的种类、结构及形态特点。③观察叶间结缔组织，如神经、血管（图1-47）。

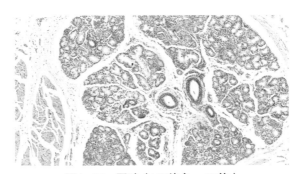

图1-47　唇腺（HE染色，40倍）

【实训作业】

绘出舌下腺的导管系统构成。

测试题

一、选择题

1. 下颌下腺属于（　　）

A. 纯浆液性腺

B. 纯黏液性腺

C. 以浆液性腺泡为主的混合性腺

D. 以黏液性腺泡为主的混合性腺

正确答案： C

答案解析： 记忆题。

2. 腮腺导管开口于（　　）

A. 上颌第一磨牙相对应的颊黏膜乳头处

B. 上颌第二磨牙相对应的颊黏膜乳头处

C. 上颌第三磨牙相对应的颊黏膜乳头处

D. 上颌第二前磨牙相对应的颊黏膜乳头处

正确答案： B

答案解析： 记忆题。

3. 黏液性腺泡的组织学特点为（　　）

A. 染色深于浆液性腺泡

B. 易于被常规染料所染色

C. 胞质呈圆形

D. 胞质 PAS 及阿辛蓝染色阳性

正确答案： D

答案解析： 光学显微镜下，黏液不容易被常规染料所染色，因此，染色明显浅于浆液性腺泡。胞质常呈絮状，弱碱性，PAS 及阿辛蓝染色阳性。

二、名词解释

1. **肌上皮细胞**　肌上皮细胞是带突起的树枝状细胞，位于腺泡细胞、闰管细胞与基板之间。由于肌上皮细胞有许多突起包绕腺泡，故也称蓝细胞。

2. 半月板 混合性腺泡由黏液性腺泡和浆液性腺泡共同构成，以黏液性细胞为主，由数个排列呈新月状的浆液性细胞覆盖在黏液性腺泡的盲端而形成。浆液性细胞形成的新月样结构称半月或半月板。

三、简答题

1. 简述浆液性腺泡的组织学特点。

答：浆液性腺泡多为圆形，常见不到明显的腺腔。浆液性细胞多为锥形，尖端朝向腺腔。胞质弱嗜碱性，内含多少不等的 PAS 阳性的分泌颗粒。胞核圆形，染色较深，位于细胞的基底区 1/3，靠近基底膜。

2. 简述舌下腺导管系统的构成。

答：舌下腺由一个大的腺体和多个小腺体构成，其主导管可汇入下颌下腺导管或独自开口于舌下区黏膜。其他小腺体的许多小导管或开口于舌下腺导管或独自开口于口底黏膜。

第二章 口腔胚胎学

实训五

口腔颌面部发育及牙发育

【目的和要求】

（1）掌握面部、腭和舌的发育过程及发育畸形，牙胚的成釉器在蕾状期、帽状期及钟状期细胞分化和形态分化特征，牙本质、釉质、牙髓的形成。

（2）熟悉牙板的形态和结局。

【实训内容】

（1）观察口腔颌面部发育模型。

（2）观察头颈部发育、口腔颌面部发育和牙发育图谱。

（3）观察牙发育模型。

（4）观察牙发育各个时期的组织切片。

【实训用品】

口腔颌面部发育模型，口腔颌面部发育及牙发育图谱，牙切片，显微镜。

【方法和步骤】

观察口腔颌面部发育模型、腭和舌的发育过程及发育畸形图谱、牙的发育。

（一）面部发育及发育畸形

1. 面部发育过程　面部发育与鳃弓的分化及鼻的发育密切相关，早期可以分为两步：一是面部各突起的生长分化；二是各突起的联合和融合。

（1）面部各突起的生长分化。

1）胚胎第 3 周。发育中的前脑生长迅速，其下端出现了一个突起，称额鼻突，额鼻突的下方是下颌突即第一鳃弓，两侧的下颌突迅速生长并在中线联合，将口咽膜与心突隔开（图 2-1，2-2）。

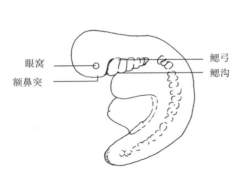

图2-1　人体胚胎示意图

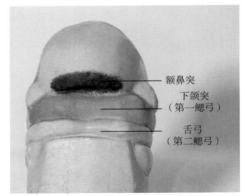

图2-2　胚胎第3周面部各突起示意图

2）胚胎第4周。额鼻突被鼻窝分为内侧的突起（中鼻突）和鼻窝外侧的突起（外侧鼻突）。下颌突上缘又长出两个上颌芽，在前脑底部向前上伸展，形成上颌突。此时，额鼻突与上下颌突共同围成一个凹陷，称为口凹或原口，即原始口腔（图2-3）。胚胎第4周末时消失，口咽膜破裂，口腔与前肠相通。

3）胚胎第5～6周。第5周在中鼻突上又长出一对球状突，其后各突起继续增长并与其相邻近的突起开始联合（图2-4）。

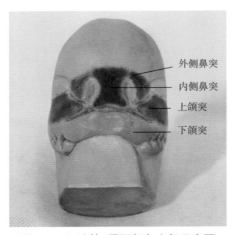

图2-3　胚胎第4周面部各突起示意图

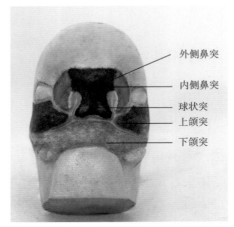

图2-4　胚胎第6周面部各突起示意图

（2）各突起的联合和融合。

1）胚胎第6周。各突起开始联合和融合（图2-5）。一对球状突联合形成人中。球状突与同侧的上颌突联合形成上唇中部及部分面颊。上颌突与侧鼻突联合形成鼻侧面、鼻翼及部分面颊。上下颌突联合形成口角、下唇及面颊下部。

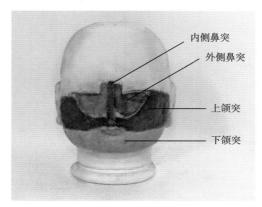

图2-5 各突起开始联合和融合

2）胚胎第7~8周。面部各突起已完成联合，颜面各部分初具人的面形。但此时鼻宽而扁，鼻孔朝前，彼此分离较远；两眼位于头的外侧，眼距较宽（图2-6）。

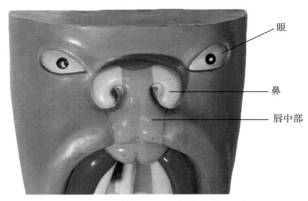

图2-6 胚胎第7~8周面部各突起示意图

2. **面部发育异常** 面部发育异常包括唇裂和面裂（图2-7）。

（1）唇裂。①上唇唇裂。一侧或两侧球状突和上颌突未联合或部分联合。②上唇正中裂。两侧球状突未联合或部分联合。③下唇正中裂。两侧下颌突在中线处未联合，较罕见。

（2）面裂。①横面裂。上下颌突未联合。②大口畸形。上下颌突联合过多。③小口畸形。上下颌突部分联合。④斜面裂。上颌突与侧鼻突未联合。⑤侧面裂。中鼻突发育不全形成的纵形裂。

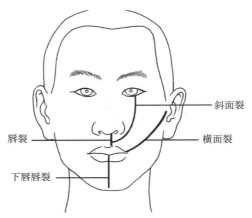

图2-7　面部发育异常示意图

（二）腭的发育过程及发育畸形

1. 腭的发育过程　腭的发育从胚胎第5周开始，到第12周完成。腭是介于口腔和鼻腔之间的组织。胚胎早期原始鼻腔和口腔隔以菲薄的口鼻膜，该膜破裂以后原始口腔和原始鼻腔彼此相通，腭的发育使口腔与鼻腔永久分开。

（1）胚胎第4周末。额鼻突下端长出鼻板，发育为鼻凹。

（2）胚胎第6周。双侧球状突联合并与上颌突联合过程中，向口腔侧增生形成一对正中腭突（原腭），正中腭突联合形成前颌骨、切牙及牙周组织。

（3）胚胎第7周。左右上颌突向口腔内各长出一个外侧腭突（图2-8）。

（4）胚胎第8周。左右外侧腭突水平方向生长（图2-9）。

（5）胚胎第9~12周。双侧正中腭突联合并与左右的外侧腭突联合，留有骨管为切牙管；左右外侧腭突在中线处与鼻中隔联合形成硬腭中后部、软腭和腭垂（图2-10）。

大约在胎儿第3个月时，腭突完全融合，口腔与鼻腔被永久分开。

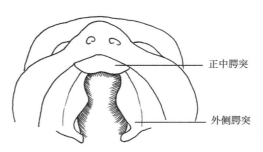

图2-8　腭突发育示意图

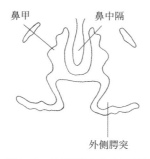

图2-9 外侧腭突发育示意图

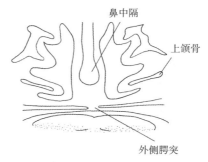

图2-10 外侧腭突发育和联合示意图

2. 腭的发育异常

（1）腭裂。腭裂是由于左右外侧腭突未在中线融合，或融合不全，或外侧腭突未与其前面的正中腭突融合所致，是口腔较常见的畸形。腭裂可分为 3 型。

1）前腭裂。因外侧腭突未与其前端的正中腭突融合，而导致由切牙孔至一侧或两侧切牙间留有一斜行裂隙，严重者与上颌裂和上唇裂并存。

2）正中腭裂。由于两外侧腭在中线处未联合或部分联合而形成软硬腭裂和软腭裂。

3）完全腭裂。由于左右的外侧腭突未在中线愈合，并且也未与其前端的正中腭突联合，而使从腭垂至切牙孔再至一侧或双侧切牙间留有一裂隙，常和双侧唇裂并存。

（2）颌裂。颌裂可发生于下颌，也可发生于上颌，但上颌裂较常见。上颌裂为前腭突与上颌突未能联合或部分联合所致，常伴有唇裂或腭裂。下颌裂为两侧下颌突未联合或部分联合的结果。

（三）舌的发育过程及发育畸形

1. 舌的发育过程 舌由第 1、2、3、4 鳃弓演化而来。胚胎第 4 周时，在第 1 鳃弓的内表面（相当于口凹底部），即下颌突的原始口腔侧，内部的间充质不断增生，形成 3 个隆起（图 2-11）。3 个隆起包括一对侧舌隆突、一个奇结节。

（1）胚胎第 6 周。两个侧舌隆突生长迅速，并在中线联合，同时将体积较小、生长缓慢的奇结节几乎全部覆盖，并与之联合形成舌体，其中侧舌隆突形成舌体的前 2/3，奇结节形成舌体的后 1/3。

（2）胚胎第 6 周。第 2、3、4 鳃弓的口咽侧，奇结节的后方，间充质增生形成一个突起称联合突，其前一部分发育成舌根，后一部分发育成会厌。舌根与舌体联合，在联合处仅留下一个 V 字形的界沟（图 2-12）。

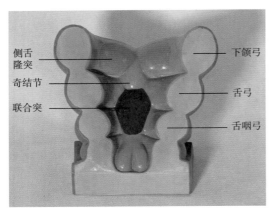

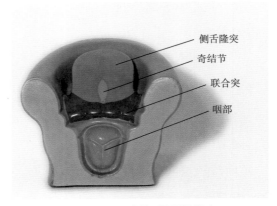

图2-11　胚胎第4周舌的发育　　　　　　　图2-12　胚胎第6周舌的发育

（3）胚胎第 6 ~ 8 周。舌肌长入舌内，使舌体积增大，其前端从口底分离出来形成舌尖（图 2-13）。

（4）胚胎第 9 ~ 11 周。舌背的乳头开始分化。

（5）胚胎第 14 周。味蕾开始发育。

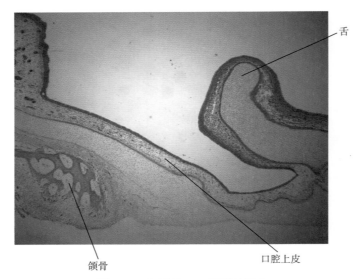

图2-13　胚胎第6~8周舌的发育

2. 舌的发育异常　甲状舌管囊肿、异位甲状腺、分叉舌、菱形舌。

（四）牙的发育

1. 牙胚的发生和分化　牙胚由成釉器、牙乳头和牙囊组成。成釉器形成牙釉质，牙乳头形成牙本质和牙髓，牙囊形成牙骨质、牙周膜和固有牙槽骨。

（1）牙板的发生。

　　1）胚胎第 5 周。原始口腔的上皮在未来的上下颌牙弓区内，外胚层间充质细胞诱导上皮细胞增生、变厚，形成马蹄形的上皮带，称为原发性上皮带。

　　2）胚胎第 7 周。原发性上皮带迅速分成 2 个部分，即向颊（唇）方向生长的前庭板和位于舌侧的牙板。

　　3）胚胎第 8 周。牙板在与乳牙相应的区域内继续向深部增生，各形成 10 个膨大的上皮团，是将来产生乳牙釉质器的原始器官，称为成釉器。乳牙的成釉器形成后不久，在成釉器的舌侧面，牙板继续向深部结缔组织内增生，将来发育成恒牙的牙板，继而形成恒牙的成釉器（图 2-14）。

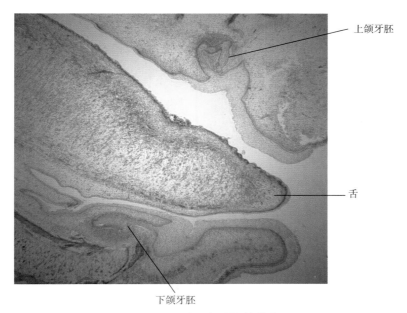

上颌牙胚

舌

下颌牙胚

图2-14　上下颌牙胚的发育

　　（2）成釉器的发育。成釉器的发育是一个连续的过程，根据其上皮成分的形态和细胞分化的特点，将其分为蕾状期、帽状期和钟状期。

　　1）蕾状期。在胚胎发育第 8 周时，在牙胚最末端 20 个定点位置上，牙板局部上皮增生，形成球形的上皮细胞团，状似花蕾，称牙蕾，即乳牙早期的成釉器，此阶段的发育称蕾状期。其组织学特征是一团处于未分化阶段的上皮细胞，其细胞形态类似基底细胞，呈立方形或矮柱状（图 2-15）。

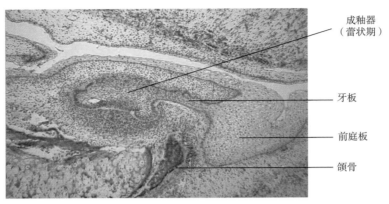

图2-15　蕾状期的成釉器

2）帽状期。由于牙蕾各部分的生长发育不一致，细胞团中央近间充质部分向内凹陷。此时的成釉器形状似帽子，称帽状期成釉器（图2-16）。帽状期成釉器的细胞分化为3层。①内釉上皮层。衬覆成釉器凹陷处与牙乳头接触的上皮呈柱状，由半桥粒将其固定在基板上。②外釉上皮层。成釉器周边的部分即外围的一层单层立方上皮，外釉上皮借牙板和口腔黏膜上皮相连。③星网状层。内外釉上皮之间的细胞呈星形，彼此之间借胞质突相连接。

成釉器凹陷的部分围绕的间充质称为牙乳头。在牙乳头和成釉器外围的间充质细胞也增生，包绕牙乳头和成釉器，称牙囊。成釉器、牙乳头和牙囊这3个结构合称牙胚。因此，牙胚是在成釉器的帽状期形成的。

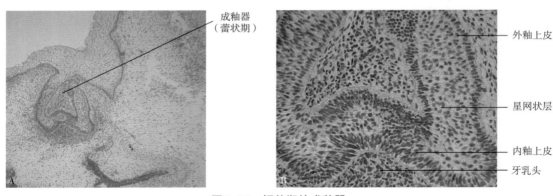

图2-16　帽状期的成釉器
A—低倍镜下观；B—高倍镜下观

3）钟状期。在胚胎发育第11～12周时，随着成釉器和牙乳头不断增大，成釉器从帽状期向钟状期转变。此时，内釉上皮凹陷更深，其周缘继续生成，牙乳头增大，使成釉器的外形似吊钟，故称钟状期（图2-17）。钟状期成釉器的细胞分化为4层。

①内釉上皮层。衬覆成釉器凹陷处的单层上皮，细胞呈高柱状，借半桥粒与基板结合。逐步分化到成熟时的高柱状的成釉细胞，此时的成釉器为釉质的形成做好了准备。②外釉上皮层。为成釉器凸面外层细胞，呈扁平或立方形，到钟状期晚期，上皮形成许多皱褶，牙囊邻近的间充质细胞进入上皮皱褶之间，内含有毛细血管襻。③星网状层。在钟状期发育充分，细胞呈星状，表面有许多长的胞质突起，不同细胞的突起彼此借桥粒相连接，细胞排列疏松，间隙较大，充满液体成分。④中间层。钟状期时，成釉器的内釉上皮和星网状层之间有 2 ～ 3 层扁平细胞，称为中间层。扁平细胞的长轴与内釉上皮细胞的长轴垂直。

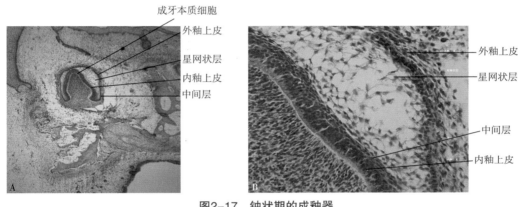

图2-17　钟状期的成釉器

A—低倍镜下观；B—高倍镜下观

（3）牙乳头的发育。在钟状期，牙乳头在内釉上皮的诱导下，外层细胞逐渐分化出高柱状的成牙本质细胞。这些细胞在切缘或牙尖部呈高柱状，在牙颈部是尚未分化成熟的立方形的牙本质细胞（图 2-18）。牙乳头是决定牙形态的重要因素，如将切牙的牙乳头与磨牙的成釉器重新组合，结果形成了切牙；反之亦然。

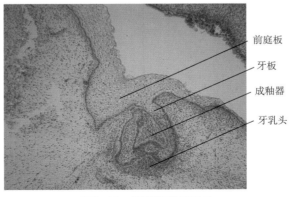

图2-18　帽状期的牙乳头

（4）牙囊的发育。帽状期牙乳头形成之后，外胚间质组织成环形排列，围绕成釉器和牙乳头底部形成的结构为牙囊。牙囊中含有丰富的毛细血管，为牙体组织的形成提供营养物质（图2-19）。

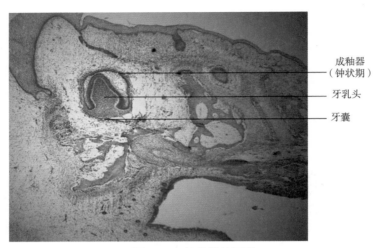

成釉器
（钟状期）

牙乳头

牙囊

图2-19　钟状期的牙囊

（5）牙板的结局。牙板是成釉器发生过程中的过渡组织，钟状期牙板发生破裂，牙胚失去与口腔上皮的联系，牙胚之间的牙板也发生变性，其残余可留在颌骨或牙槽黏膜中。婴儿出生后不久，偶见牙槽黏膜上出现针头大小的白色突起，即为上皮珠，俗称马牙，可自行脱落（图2-20）。

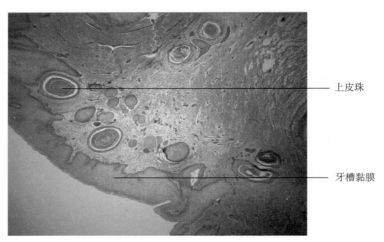

上皮珠

牙槽黏膜

图2-20　角化的上皮珠

2. 牙体组织的形成

（1）牙本质的形成。牙胚发育至钟状期晚期，成釉器的内釉上皮分化成熟，并诱导与内釉上皮基底膜相接触的牙乳头细胞分化成高柱状的成牙本质细胞。成牙本质细胞产生有机物，矿化后形成牙本质。一般一旦牙本质开始形成，牙乳头即成为牙髓。牙本质形成活动将持续终生，并根据需要可形成新生牙本质。

（2）釉质的形成。釉质是成釉器内釉上皮分化成的成釉细胞形成的。成釉细胞是高度特异性的唯一能产生牙釉的上皮细胞。釉质形成包括2个阶段：细胞分泌有机质并立即部分矿化；釉质进一步矿化，与此同时大部分有机质和水被吸收，即釉质成熟（图2-21）。

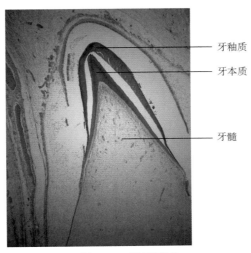

图2-21　釉质形成

（3）牙髓的形成。牙髓来自牙乳头。牙乳头决定牙的形态，一旦成牙本质细胞开始形成牙本质，牙乳头就称为牙髓。牙髓刚形成时，中心处是密集的小而未分化的间充质细胞，呈星状，细胞间质少，细胞核相对较大。随牙髓的发育，这些中心处的细胞分化为成纤维细胞，即牙髓细胞。

（4）牙根的形成。当冠部牙体组织发育即将完成时，牙根才开始发育。牙冠形成时，颈环细胞继续分裂，成釉器在颈环区继续生长。牙冠形成后，颈环细胞向根方增生，形成双层细胞组成的上皮根鞘。内层细胞与牙乳头细胞接触，外层细胞被牙囊细胞包绕。上皮根鞘的游离端即最初的根尖孔，先形成的上皮根鞘向内弯曲45°，形成盘状结构，此结构称上皮隔（图2-22）。

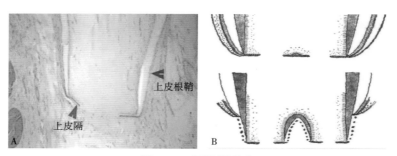

图2-22　牙根的形成

A—牙根形成镜下观；B—牙根的形成过程

【实训作业】

1. 绘图并标出胚胎第 5 周面部发育的各个突起的名称。

2. 绘图并标出帽状期成釉器显微镜下的结构特点。

3. 绘图并标出钟状期成釉器显微镜下的结构特点。

【习题集】

1. 简述胚胎第 6 周参与面部发育各个突起的名称及相邻突起联合后各形成面部的哪些部分。

2. 简述唇裂的概念和形成原因。

3. 简述腭的发育及常见的发育异常。

4. 简述舌的发育及发育异常。

5. 简述牙胚包括哪些以及其发育各形成牙体的哪些组织结构。

6. 简述帽状期成釉器形态和显微镜下的结构特点。

7. 简述钟状期成釉器的形态和显微镜下的结构特点。

8. 简述牙釉质、牙本质、牙髓及牙根的发育过程。

第三章　口腔病理学

实训六

龋

【目的和要求】

（1）掌握磨片下早期釉质龋的病理变化，牙本质龋和牙骨质龋（磨片及切片）的病理变化。

（2）熟悉釉质龋及牙本质龋、牙骨质龋的病变进展过程，以及牙本质龋的分层。

（3）了解龋病的超微结构变化、牙髓对龋病的反应及转归。

【实训内容】

（1）观察早期釉质龋磨片。

（2）观察牙本质龋磨片及切片。

（3）观察牙骨质龋磨片及切片。

（4）观察龋病图谱。

【实训用品】

显微镜，早期釉质龋磨片，牙本质龋和牙骨质龋磨片及切片，龋病图谱。

【方法和步骤】

1. 早期釉质龋磨片（平滑面龋） 釉质龋是指发生在釉质内的龋病病变。平滑面龋多见于牙邻接面接触点下方、颊舌面近龈缘牙颈部。早期表现为牙表面白垩色不透明区，与周围正常的透明牙本质不同，这种不透光是由于釉质的脱钙使其光折射率发生改变。此时釉质表面的连续性并未丧失，探针或常规 X 线摄影不能检测到病变。以后白色斑块状病变有黄色或棕色色素沉着，并向周围组织扩展，病变区逐渐变得粗糙，最终硬组织崩解，龋洞形成（图 3-1）。

（1）肉眼观察。观察龋的位置、外形、颜色变化。

（2）低倍镜下观察。观察龋的轮廓。

（3）高倍镜下观察。观察病损体部的典型变化（纹理清楚），暗层、表层及透明层的位置及形态变化。注意表层不易分辨，有的病变无透明层，有的病变分层不典型。观察病变中色素沉着的特点。

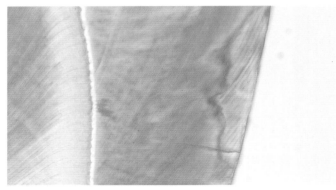

图3-1 平滑面龋磨片

2. 早期釉质龋磨片（窝沟龋） 咬合面点隙窝沟是食物、菌斑的滞留区，且不易清洁，是龋病最好发部位。窝沟龋的病变过程、组织学特征与平滑面龋相似，但由于窝沟的解剖特点、釉柱排列方向与平滑面釉质不同，造成窝沟龋的形态与平滑面龋不同，龋损形态呈三角形，但基底部向着釉牙本质界，顶部向着窝沟壁。

（1）肉眼观察。观察龋的位置、外形、颜色变化，注意牙本质有无改变（图3-2）。

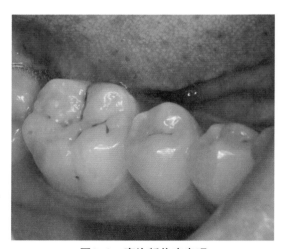

图3-2 窝沟龋临床表现

（2）低倍镜下观察。窝沟周围釉质的变化，注意有无典型早期釉质龋的分层变化；釉柱及釉柱横纹、生长线有无变化，有无暗层、透明层，其外形与平滑面龋有何不同；窝沟底部及深部牙本质有无变化；龋与釉板的关系（图3-3）。

（3）高倍镜下观察。同平滑面龋。

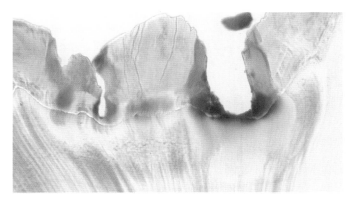

图3-3 窝沟龋磨片

3.龋洞形成后磨片（牙本质龋） 牙本质龋多是由釉质龋进一步向深层发展所致，部分也可由牙根部牙骨质龋发展而来（图3-4 ~ 3-6）。

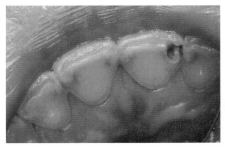

图3-4 发生在前牙邻面的牙本质龋

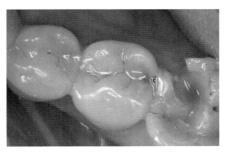

图3-5 发生在后牙邻面的牙本质龋

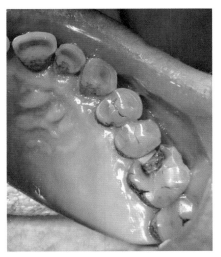

图3-6 邻面深龋

（1）肉眼观察。观察龋洞的形态、龋洞周围牙体组织的颜色改变。

（2）低倍镜下观察。观察龋洞处牙本质的颜色改变、裂隙形成，观察深部有无透明牙本质形成、髓腔有无修复性牙本质形成。

（3）高倍镜下观察。观察深部有无透明牙本质形成、髓腔有无修复性牙本质形成（图3-7）。

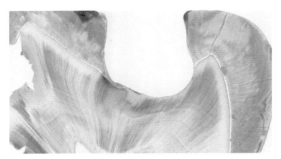

图3-7　牙本质龋龋洞形成后磨片

4. 牙本质龋切片（图3-8）

（1）低倍镜下观察。观察龋洞的外形，细菌侵入层的病理变化如牙本质小管扩张、串珠样结构、坏死灶的形态、裂隙的方向；牙髓有无变化，有无修复性牙本质的形成，其位置与龋病的关系。

（2）高倍镜下观察。牙本质小管中的细菌。

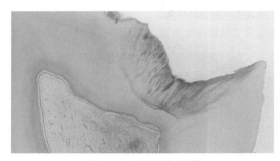

图3-8　牙本质龋切片

5. 牙骨质龋磨片和切片（图3-9）
牙骨质龋多发生于牙龈萎缩、牙根面暴露后，牙骨质表面菌斑沉积，继而龋病形成。临床上多见于老年人根面龋。

（1）肉眼观察。观察龋洞的位置及轮廓，注意其周围牙体组织的颜色改变。

（2）低倍镜下观察。观察龋洞处牙骨质有无剥脱，其周围牙骨质和深层牙本质有无结构及颜色的改变以及患牙的牙髓状况。

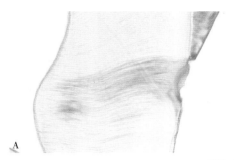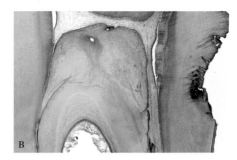

图3-9　牙骨质龋

A—磨片；B—切片

【实训作业】

绘制早期釉质龋磨片高倍镜下所见图，画出各层次的病理变化。

【习题集】

1.简述早期釉质平滑面龋的分层及各层的脱矿程度。

2.简述氟防龋的分子机制。

3.简述牙髓对龋病的反应及转归。

4.简述牙骨质龋进展速度较慢的原因。

实训七

牙髓病

【目的和要求】

（1）掌握各型牙髓炎的病理变化。

（2）熟悉常见牙髓变性的病理变化、牙髓病的发展过程。

（3）了解牙髓病及根尖周病的临床表现。

【实训内容】

观察急性浆液性牙髓炎、急性化脓性牙髓炎、慢性溃疡性牙髓炎、慢性增生性牙髓炎、牙髓空泡变性和钙化切片。

【实训用品】

显微镜，牙髓炎的各型切片，临床病理图片。

【方法和步骤】

1. 急性浆液性牙髓炎（图 3-10）

（1）肉眼观察。X 线片表现为深龋。切片观察龋的位置，龋洞是否已与牙髓相通及牙髓炎病变区域。

（2）低倍镜下观察。观察有无牙本质龋（扩张的牙本质小管、坏死灶等），龋洞是否已与牙髓相通，龋洞底部或穿髓孔附近有无修复性牙本质；牙髓中有无炎细胞浸润，炎细胞浸润是局部性的还是全部牙髓都有炎细胞浸润，有无血管扩张、充血。

（3）高倍镜下观察。髓角下方血管扩张，里面充满红细胞，血管通透性增加，液体渗出，组织水肿。大量炎细胞浸润，主要为中性粒细胞。有的地方成牙本质细胞出现空泡变性。

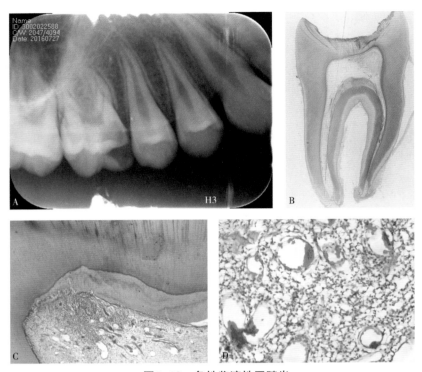

图3-10　急性浆液性牙髓炎

A—深龋X线片；B—深龋切片；C—低倍镜下观；D—高倍镜下观

2. 急性化脓性牙髓炎　观察内容基本同急性浆液性牙髓炎，不同的是牙髓中出现化脓灶。镜下可见脓肿中央为脓腔，腔内有脓液，部分在制片过程中流失；周围为脓肿壁，大量急慢性炎细胞浸润，血管扩张充血；脓肿附近成牙本质细胞消失，注意观察该部位有大量中性粒细胞，有时因切片制作时脓液流出而形成空腔（图3-11）。

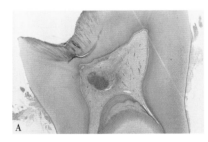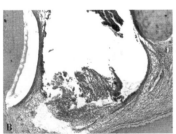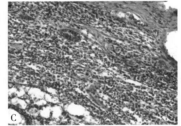

图3-11　急性化脓性牙髓炎

A—低倍镜下观；B—高倍镜下观；C—高倍镜下观

3. 慢性溃疡性牙髓炎（图3-12）

（1）牙片观察。见图3-12A。

（2）低倍镜下观察。牙本质龋已穿髓。注意穿髓孔处是否有修复性牙本质，龋洞周围是否有牙本质龋的改变；注意观察暴露于穿髓孔处的表面牙髓的形态及深部牙髓组织的病理变化，炎细胞浸润情况及根髓的变化。

（3）高倍镜下观察。牙髓组织中成纤维细胞及毛细血管的增生；炎细胞的种类及分布特点；穿髓孔附近成牙本质细胞的变化，修复性牙本质的形成及根髓的变化。

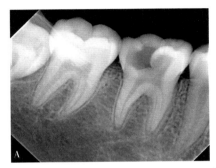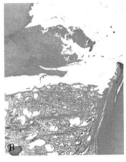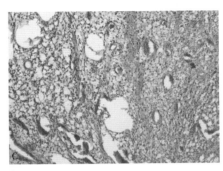

图3-12　慢性溃疡性牙髓炎

A—X线片；B—低倍镜下观；C—高倍镜下观

4. 慢性增生性牙髓炎（图3-13）

（1）低倍镜下观察。观察龋洞的大小；牙髓是否已经暴露，穿髓孔的大小；暴露牙髓与龋洞的关系。

（2）高倍镜下观察。观察增生牙髓中有无慢性炎细胞浸润及细胞的种类；有无增生、扩张的毛细血管；有无成纤维细胞增生；增生的牙髓表面有无上皮覆盖；髓室底及根髓有无病理性改变。

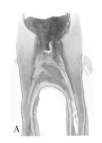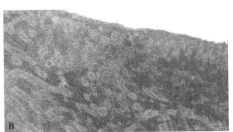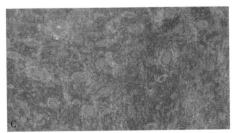

图3-13　慢性增生性牙髓炎

A—低倍镜下观；B—高倍镜下观；C—高倍镜下观

5. 牙髓的空泡性变和钙化

观察成牙本质细胞层及牙髓其他组织中有无空泡形成（图3-14）；冠髓及根髓中有无钙化，钙化物的形态特点如何。

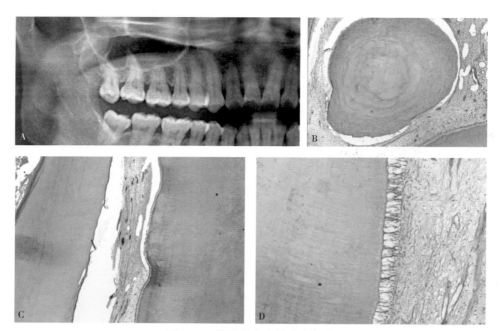

图3-14　牙髓的空泡性变和钙化

A—髓石 X 线片；B—髓石；C—弥散性钙化；D—成牙本质细胞空泡性变

【实训作业】

绘出慢性增生性牙髓炎的镜下病理变化图。

测试题

一、选择题

1. 炎性肉芽组织形成主要见于（　　）

A. 釉质龋

B. 牙本质龋

C. 牙髓变性

D. 慢性牙髓炎

E. 急性牙髓炎

正确答案： D

答案解析： 慢性牙髓炎的病理改变包括炎性肉芽组织、淋巴细胞浸润为主；组织水肿，淋巴细胞及浆细胞浸润；溃疡形成，其下方散在淋巴细胞浸润。

2. 急性牙髓炎的主要病理变化是（　　）

A. 淋巴细胞浸润

B. 浆细胞浸润

C. 肉芽组织形成

D. 巨噬细胞浸润

E. 中性粒细胞浸润

正确答案：E

答案解析： 早期病变局限在龋洞下方，为浆液性炎症的特征。大量中性粒细胞游出集聚，白细胞发生变性坏死，释放溶酶体酶，使自身和坏死组织溶解液化脓肿形成。若病变局限，形成小脓肿。如得不到及时治疗，炎症可迅速扩展到全部牙髓，形成小脓肿，使整个牙髓组织液化坏死。

3. 慢性牙髓炎的主要病理学特征是（　　）

A. 中性粒细胞浸润

B. 血管扩张充血

C. 肉芽组织形成

D. 组织变性坏死

E. 纤维组织增生

正确答案：C

答案解析： 慢性牙髓炎的病理改变包括炎性肉芽组织、淋巴细胞浸润为主；组织水肿，淋巴细胞及浆细胞浸润；溃疡形成，其下方散在淋巴细胞浸润；牙髓组织增生形成息肉。

4. 牙髓变性不包括以下哪种（　　）

A. 成牙本质细胞空泡性变

B. 牙髓钙化

C. 牙髓纤维性变

D. 牙髓网状萎缩

E. 牙髓坏死

正确答案：E

答案解析： 记忆题。

5. 对急性牙髓炎临床特征的描述有误的一项是（ ）

A. 自发性的阵发痛

B. 夜间痛

C. 疼痛不能定位

D. 温度刺激可引起或加重疼痛

E. 疼痛可以定位

正确答案： E

答案解析： 记忆题。

二、名词解释

1. 牙髓钙化 牙髓钙化是指牙髓组织由于营养不良或组织变性，并在此基础上钙盐沉积所形成的大小不等的钙化团块。钙化有两种形式，一种称弥散性钙化，钙化团块多散在于根管内；另一种称髓石，多见于髓室内。

2. 牙髓－牙本质复合体 牙髓和牙本质在组织发生和结构功能上关系密切，当牙体组织疾病波及牙本质深层时，刺激通过牙本质小管传入牙髓，可引起牙髓组织的炎症或修复反应。

三、简答题

1. 慢性增生性牙髓炎的形成条件及组织学特征是什么？

答：（1）形成条件为患牙有大的穿髓孔、髓腔开放、根尖孔粗大、牙髓组织血运丰富。

（2）组织学特征为增生的炎性肉芽组织充填于龋洞或突出龋洞外。无上皮者表面为炎性渗出物或坏死组织覆盖，有上皮者表面为复层鳞状上皮覆盖。

2. 简述急性牙髓炎的病理变化。

答：（1）早期。牙髓血管扩张，浆液渗出，组织水肿，中性粒细胞浸润于病变区，此为浆液期。

（2）进展期。中性粒细胞在吞噬细菌的同时变性坏死释放蛋白溶解酶，将自身和坏死组织溶解而形成小脓肿，此为化脓期。

（3）晚期。炎症扩展到全部牙髓，大量中性粒细胞浸润，压力增加致牙髓组织液化坏死。

实训八

根尖周病

【目的和要求】

掌握根尖周病的病理学分类、组织学特征和病理学变化。

【实训内容】

观察根尖周病的病理切片和组织学图像。

【实训用品】

临床病理图片，显微镜，根尖周病病理切片。

【方法和步骤】

1.急性根尖周炎 急性根尖周炎可由牙髓的炎症性病变或牙周感染途径进展而来，临床上更多见的是慢性根尖周炎的急性发作。急性根尖周炎根据疾病的进程分为急性浆液性根尖周炎和急性化脓性根尖周炎。

（1）急性浆液性根尖周炎。

1）临床特点。病变初期，由于根尖牙周膜内炎性渗出物增多，局部压力升高，使患牙稍伸长，患牙可有轻度钝痛、浮出发胀感，咬合时有早接触，轻微叩痛，此时咬紧患牙时可稍缓解疼痛。随着病情发展，根尖周炎性渗出物增多使压力进一步升高，患牙呈持续性自发痛，叩痛明显，咬合时疼痛加重，患者能准确定位患牙，温度变化不会导致疼痛加重。

2）显微镜观察。急性根尖周炎初期，患牙牙髓组织内可见局部血管扩张、充血，白细胞和浆液渗出，组织水肿，少量中性粒细胞浸润。炎症进展后可见大量中性粒细胞渗出，可游走到病变牙周膜的局部形成小脓肿，周围有少量淋巴细胞、浆细胞、巨噬细胞等浸润，牙周膜逐渐出现坏死、液化变性。若局部引流不畅，则很快发展为化脓性炎症；若炎症渗出得到引流但未彻底治疗，则转为慢性根尖周炎。

（2）急性化脓性根尖周炎（急性牙槽脓肿）。

1）临床特点。急性化脓性根尖周炎根据脓液相对聚集于不同部位的发展过程，临床上可表现为3个阶段。①根尖脓肿。脓液聚集在根尖牙周膜中形成根尖脓肿，此时患牙浮出感明显，自发性、持续性跳痛，咬合痛，叩诊时疼痛加重。②骨膜下脓肿。脓液穿破牙槽骨聚集在骨膜下时，形成骨膜下脓肿，骨膜坚韧致密、张力大，此时疼痛最剧烈。患牙叩诊疼痛明显，牙龈红肿，根尖区肿胀，压痛明显，扪诊深部有波动感。③黏膜下或皮下脓肿。脓液穿破骨膜后到达黏膜下，形成黏膜下脓肿，此时疼痛缓解，局部肿胀更明显，根尖区呈半球样隆起，扪诊波动感明显。黏膜下脓肿破溃后，急性炎症转为慢性炎症，且常形成瘘管。若炎症波及皮下组织时，则引起皮下脓肿，破溃后形成皮瘘。X线表现为患牙根尖周部牙周膜间隙增宽，根尖区硬骨板连续性中断、影像不清。若为慢性炎症的急性发作，则根尖区可见牙槽骨吸收（图3-15）。

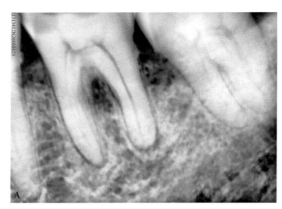
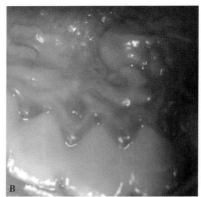

图3-15　急性根尖周炎临床表现
A—X线片；B—上颌前牙腭侧黏膜下脓肿

2）显微镜观察。随着急性炎症的进展，可见大量中性粒细胞渗出，中性粒细胞可聚集到病变牙周膜的局部，形成小脓肿，周围有少量淋巴细胞、浆细胞、巨噬细胞等炎细胞浸润，牙周膜出现坏死、液化变性。炎症进一步发展，可向牙根周围的牙槽骨扩散，导致邻近组织的血管扩张充血、炎细胞浸润，脓液未引流时，可沿阻力小的部位排出，在皮肤或黏膜的不同部位形成排脓窦道。脓液排出后，转化为慢性根尖周炎。

急性根尖周炎常见排脓途径有3个。①脓液由根尖区穿过骨髓腔，突破骨膜、黏膜或皮肤排脓。②脓液由根尖区，经过根尖孔、根管、龋洞内向口腔排脓。③脓液由根尖区经牙周膜、龈沟或牙周袋向口腔排脓。

2. 慢性根尖周炎　慢性根尖周炎是因根尖周急性炎症未能彻底引流或治愈，或慢性刺激长期作用于根尖周组织形成的慢性炎症反应。根尖周部的慢性炎症有时呈现急性转化，或慢性炎症急性发作，故临床上常呈反复发作表现。慢性根尖周炎常见的类型主要有根尖周脓肿、根尖周肉芽肿、根尖周囊肿及根尖周致密性骨炎等。本文只介绍前三类。

（1）慢性根尖周脓肿（慢性牙槽脓肿）。

1）临床特点。多无明显自觉症状，少数患牙有咀嚼不适或轻微叩痛。患者可因发现牙龈有脓疱而就诊。检查患牙可发现多有龋坏和牙髓炎病史，患牙对探诊、叩诊、温度测验无明显反应，牙髓活力测试提示活力降低或无反应。有瘘管者可在患牙附近黏膜处或皮肤上找到瘘管口，挤压有脓液流出。X线片示根尖周区有大小不同的低密度影像，边界模糊，周围骨质呈云雾状（图3-16）。

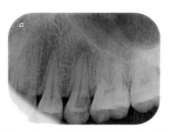

图3-16　慢性根尖周脓肿X线片

2）显微镜观察。根尖区牙周膜内有脓肿形成，脓肿中央液化坏死，大量中性粒细胞浸润；脓肿周围为炎性肉芽组织，散在中性粒细胞、淋巴细胞、浆细胞及巨噬细胞浸润，可见毛细血管增生；外周为纤维结缔组织围绕。

（2）根尖周肉芽肿（图3-17）

1）临床特点。患者多无明显自觉症状。少数患牙可有咀嚼无力或咀嚼不适感。检查患牙多有深龋洞，或牙髓坏死后导致的牙体变色，也可见因患牙长期失用而导致的牙石沉积。叩诊患牙疼痛或叩诊不适感。X线片示患牙根尖区有界限清楚的圆形透射影像，病变范围大小可因病程长短不同而有差异。

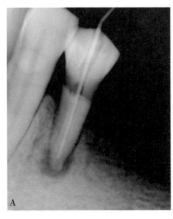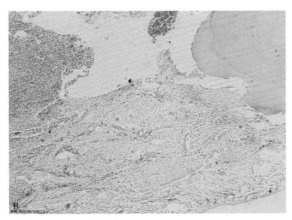

图3-17　根尖周肉芽肿

A—根尖周肉芽肿X线片；B—根尖周肉芽肿病理表现

2）显微镜观察。根尖区有增生的肉芽组织团块，其内可见新生的毛细血管、成纤维细胞及炎细胞浸润，周围纤维组织增生，肉芽组织中可见吞噬脂质的泡沫细胞，胆固醇结晶裂隙，裂隙周围可见多核巨细胞反应。

（3）根尖周囊肿

1）临床特点。根尖周囊肿常位于深龋、死髓牙、残根牙的根尖部，大小不等，较大的囊肿可导致颌骨膨隆，骨壁受压后吸收变薄，扪诊有乒乓球样感。X线片示患牙根尖区有圆形或卵圆形透射区，边缘整齐，界限清楚，囊肿周围常有薄层阻射白线。

2）显微镜观察。囊壁的囊腔面内衬无角化复层鳞状上皮，厚薄不一，上皮钉突可因炎性刺激发生不规则的增生、伸长，相互融合成网状。有时可在上皮衬里内出现上皮岛，炎性浸润可导致上皮的连续性中断。纤维组织囊壁内炎细胞浸润，血管扩张增生。囊壁内或囊腔中可见泡沫细胞，有时囊壁内可见胆固醇结晶裂隙，裂隙周围常伴有多核巨细胞反应（图3-18）。

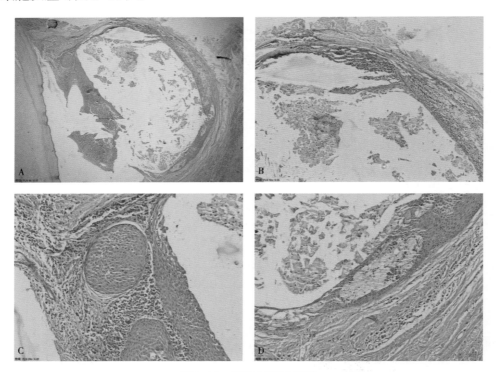

图3-18　根尖周囊肿病理
A—低倍镜下观；B—高倍镜下观；C—上皮衬里出现上皮岛；D—网状增生

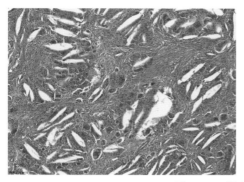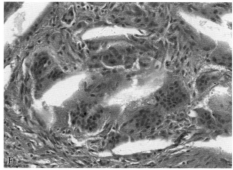

图3-18 根尖周囊肿病理

E—低倍镜下胆固醇结晶裂隙；F—高倍镜下胆固醇结晶裂隙

【实训作业】

绘出根尖周囊肿镜下病理变化图。

【习题集】

1.简述急性根尖周炎可能的排脓途径。

2.简述根尖周炎的转化结局。

3.简述根尖周肉芽肿内增生的上皮团块来源。

4.简述根尖周肉芽肿的结局。

实训九

牙周病

【目的和要求】

（1）掌握慢性牙周炎的病理变化。

（2）了解边缘性龈炎、增生性龈炎。

【实训内容】

观察边缘性牙龈炎切片、慢性增生性牙龈炎切片及慢性牙周炎切片。

【实训用品】

临床病理图片，显微镜。

【方法和步骤】

1. 边缘性牙龈炎切片

（1）肉眼观察。龈缘及龈乳头有无充血、红肿及质地等的改变（图3-19）。

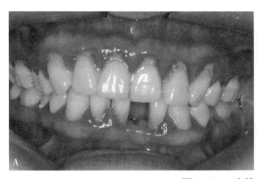
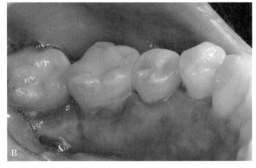

图3-19　边缘性牙龈炎临床表现

A—临床表现；B—局部观

（2）显微镜观察。病变局限于游离龈、龈乳头及龈沟底附近。龈沟上皮增生，上皮钉突伸长或交织成网状。病变区胶原纤维变性破坏，上皮下方结缔组织中可见血管增生、扩张、充血，中性粒细胞浸润，可见大量的淋巴细胞（主要是T淋巴细胞），还可见到少量的浆细胞（图3-20）。

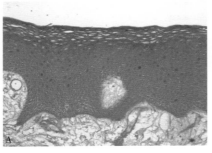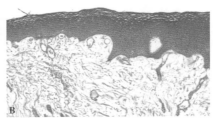

图3-20　边缘性牙龈炎病理

A—高倍镜下观；B—低倍镜下观

2. 慢性增生性牙龈炎切片

（1）肉眼观察。牙龈弥漫性或局限性增生肿大，形成假性牙周袋（图3-21）。

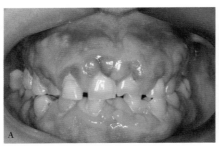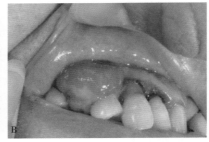

图3-21　增生性牙龈炎临床表现

A—临床表现；B—局部观

（2）镜下观察。纤维组织增生，如合并感染时，则有慢性牙龈炎的表现，出现胶原纤维水肿变性、毛细血管增生扩张及慢性炎细胞浸润等变化（图3-22）。

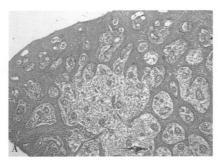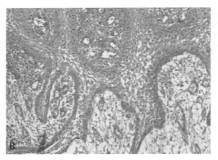

图3-22　增生性牙龈炎病理

A—低倍镜下观；B—高倍镜下观

3. 慢性牙周炎切片

（1）肉眼观察。牙体表面可见大量的牙石及软垢（图3-23）。

（2）低倍镜下观察。牙体表面可见牙石及软垢，观察牙周袋的深浅、结合上皮向根方增生以及牙槽骨的吸收情况。

（3）高倍镜下观察。沟内上皮糜烂溃疡，钉突呈网眼状，有炎细胞浸润、胶原纤维的改变。结合上皮出现钉突，形成牙周袋。上皮下结缔组织中炎细胞呈弥漫性浸润。牙槽骨可见到破骨细胞及吸收陷窝（图3-24）。

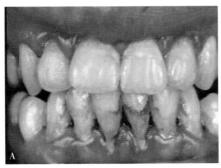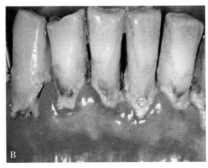

图3-23　慢性牙周炎临床表现

A—临床表现；B—局部观

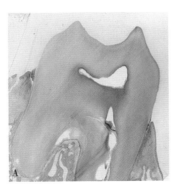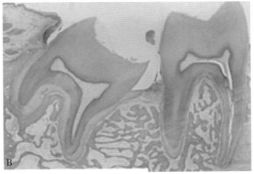

图3-24　慢性牙周炎病理

A—低倍镜下观；B—低倍镜下观

【实训作业】

描绘低倍镜下慢性牙周炎的病理变化图。

【习题集】

1.牙龈炎与牙周炎的区别是什么？

2.简述慢性牙周炎的发生发展过程。

3.慢性牙周炎的临床症状与病理变化是什么？

实训十

口腔黏膜病

【目的和要求】

（1）掌握复发性阿弗他溃疡、口腔黏膜白斑、口腔黏膜扁平苔藓、慢性盘状红斑狼疮、寻常型天疱疮的临床病理表型、组织学特征和病理学变化。

（2）熟悉良性黏膜类天疱疮的临床病理表型、组织学特征和病理学变化。

【实训内容】

观察复发性阿弗他溃疡、口腔黏膜白斑、口腔黏膜扁平苔藓、慢性盘状红斑狼疮、寻常型天疱疮、良性黏膜类天疱疮的临床病理表型、病理切片和组织学图像。

【实训用品】

临床病理图片，活检标本图片，显微镜，口腔黏膜病组织病理切片。

【方法和步骤】

1. 复发性阿弗他溃疡（图3-25）　复发性阿弗他溃疡有 3 种临床病理类型。

（1）轻型阿弗他溃疡。

（2）疱疹样阿弗他溃疡。

（3）重型阿弗他溃疡，也称腺周口疮，溃疡较深，累及黏膜下层唾液腺组织（图3-26）。

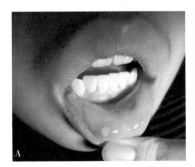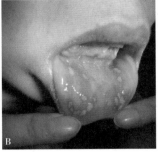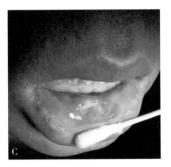

图3-25　阿弗他溃疡临床表现

A—轻型阿弗他溃疡；B—疱疹样阿弗他溃疡；C—重型阿弗他溃疡

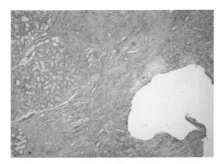

图3-26 重型阿弗他溃疡镜下观

2.口腔黏膜白斑 口腔黏膜白斑的临床病理类型分为均质性白斑和非均质性白斑。均质性白斑可发生于口腔黏膜各个部位，病损为白色，表面平坦，起皱、呈细纹状或云雾状；非均质性白斑也见于口腔各部位黏膜，白色病损夹杂疣状、增生、溃疡和红斑样病损（图 3-27）。

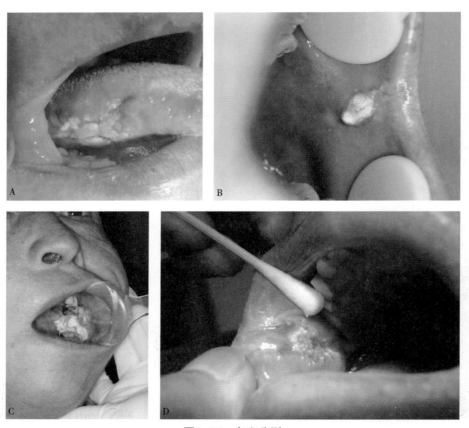

图3-27 白斑分型

A—溃疡型白斑；B—疣状白斑；C—增生性疣状白斑；D—颗粒型白斑

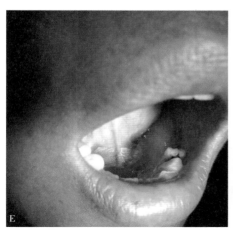
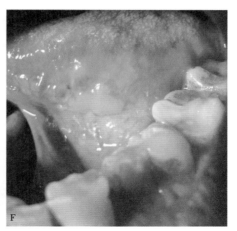

图3-27　白斑分型

E—皱纸型白斑；F—云雾状白斑

白斑的组织病理图像有多种情况，从上皮单纯增生到上皮异常增生，直至癌变的组织病理改变（图3-28）。

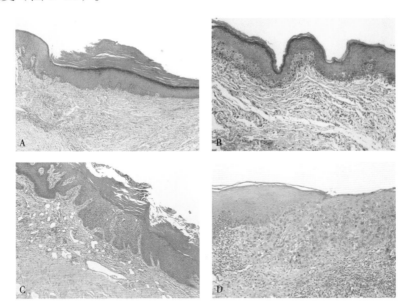

图3-28　白斑病理（HE染色，40倍）

A—单纯上皮增生增厚白斑；B—上皮疣状增生白斑；C—伴有上皮异常增生白斑；D—上皮异常增生癌变白斑

3. 口腔黏膜扁平苔藓（图3-29）　舌背部扁平苔藓，灰白色，质地软，类似于白斑，颊部糜烂性扁平苔藓见图3-29B。

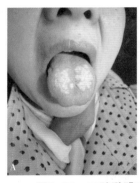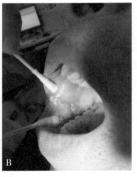

图3-29　口腔黏膜扁平苔藓临床表现

A—舌扁平苔藓；B—颊部糜烂性扁平苔藓

　　扁平苔藓组织病理变化为上皮表面角化，部分棘层增厚，部分棘层萎缩；基底层细胞可见液化变性；固有层大量淋巴细胞浸润（如图3-30）。

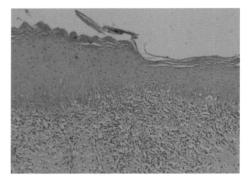

图3-30　扁平苔藓组织病理（HE染色，40倍）

4. 慢性盘状红斑狼疮　慢性盘状红斑狼疮黏膜及皮肤损害见图3-31。

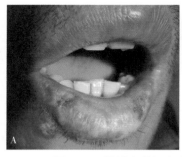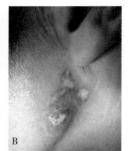

图3-31　慢性盘状红斑狼疮临床表现

A—盘状红斑狼疮唇黏膜及皮肤损害；B—盘状红斑狼疮皮肤损害

　　5. 寻常型天疱疮

　　（1）临床表现。口腔黏膜多部位损害，上皮剥脱糜烂，有时见水疱，尼氏征阳性（图3-32）。

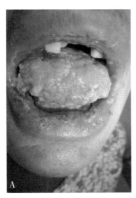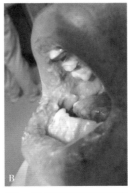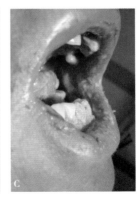

图3-32　寻常型天疱疮临床表现

A—舌黏膜剥脱；B—右颊、唇黏膜剥脱；C—左颊、唇黏膜剥脱

（2）组织病理表现。上皮内疱形成，棘层松解（图3-33）。血清学检测桥粒芯蛋白-1（Dsg-1）抗体（主要针对皮肤）或桥粒芯蛋白-3（Dsg-3）抗体阳性（主要针对黏膜）。

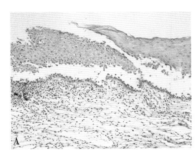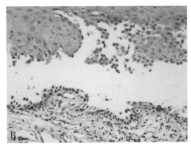

图3-33　寻常型天疱疮病理

A—上皮内疱（HE染色，40倍）；B—寻常型天疱疮棘层松解（HE染色，100倍）

6. 良性黏膜类天疱疮

（1）临床表现。牙龈、腭部黏膜上皮剥脱糜烂，尼氏征阴性（图3-34）。

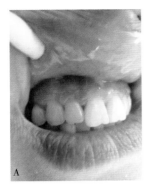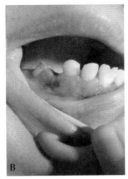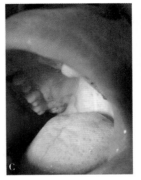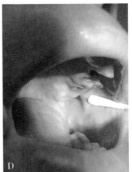

图3-34　类天疱疮临床表现

A—牙龈疱性损害；B—牙龈黏膜剥脱；C—右上腭部牙龈黏膜剥脱；D—左上腭部黏膜剥脱

（2）组织病理。图像显示上皮下疱形成，上皮基底层完整，无棘层松解现象。血清学检测 BP-180 蛋白抗体阳性（图 3-35）。

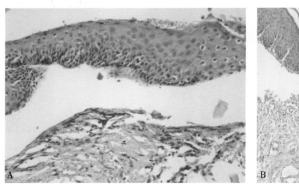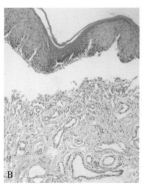

图3-35　类天疱疮病理

A—类天疱疮上皮下疱（HE 染色，100 倍）；B—类天疱疮上皮下疱（HE 染色，40 倍）

【实训作业】

绘出口腔黏膜白斑的镜下病理变化图。

测试题

一、选择题

1. 口腔扁平苔藓的主要病理变化是（　　）

A. 上皮增厚，表面过度角化

B. 上皮萎缩，表面没有角化

C. 细胞间质内多核巨细胞灶性集聚

D. 固有层带状淋巴细胞浸润

正确答案： D

答案解析： 记忆题。

2. 以下属于中重度上皮异常增生的是（　　）

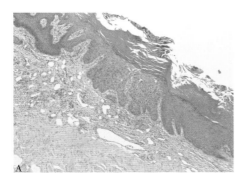
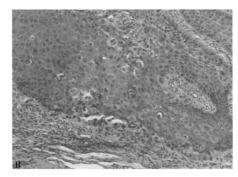
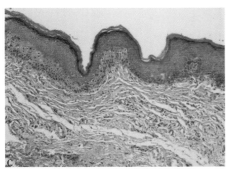
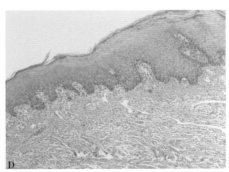

正确答案： B

答案解析： 中重度上皮异常增生镜下表现为上皮极性消失，细胞排列紊乱，细胞异型性明显，细胞核深染、大小不一，可见异常核分裂。上皮下炎细胞浸润。

3. 重型阿弗他溃疡的病理特征是（　　）

A. 溃疡较浅，不侵犯黏膜下层

B. 溃疡只涉及黏膜固有层

C. 溃疡较深，侵犯黏膜下层唾液腺

D. 溃疡不累及唾液腺

正确答案： C

答案解析： 记忆题。

4. 以下不属于白斑病理诊断的是（　　）

A. 黏膜良性角化

B. 疣状白斑

C. 白斑伴有上皮异常增生

D. 皱纸型白斑

正确答案：A

答案解析：黏膜良性角化是由于外界刺激因素引起的黏膜白色损害，当刺激因素去除之后，白色损害消失。黏膜良性角化属于良性病损。而白斑一般不会随刺激因素去除而消失。白斑属于癌前病变，具有癌变潜能。

5. 以下属于天疱疮的病理表现的是（　　）

A. 上皮棘层排列紧密，有错角化形成

B. 固有层松解，大量炎细胞浸润

C. 上皮下疱形成，基底膜区受损

D. 棘层松解，细胞间桥受损，上皮内疱形成

正确答案：D

答案解析：记忆题。

二、名词解释

1. 错角化　上皮角化一般发生在上皮表层，若在棘层或基底层区出现角化，称之为错角化。

2. 溃疡和糜烂　溃疡是黏膜或上皮组织坏死脱落而形成的凹陷；糜烂是上皮组织损害，没有累及上皮全层。

三、简答题

1. 简要回答上皮异常增生及其临床病理学意义。

答：上皮总的紊乱称为上皮异常增生。上皮异常增生可发生以下变化：上皮基底细胞极性消失；出现一层以上基底样细胞；核质比增加；上皮钉突呈滴状；上皮层次紊乱；有丝分裂增加；可部分异常有丝分裂；上皮浅层1/2出现有丝分裂；细胞多形性；细胞核深染；核仁增大；细胞黏着力下降；在棘层中单个或成团细胞角化。根据以上变化的不同，而分为轻、中、重度上皮异常增生。上皮异常增生属于癌前病变。上皮异常增生越重，癌变的可能性越大。

2. 天疱疮和类天疱疮的临床病理鉴别要点是什么？

答：天疱疮可广泛发生于口腔黏膜多个部位，以软腭、颊、牙龈黏膜最为多见；疱壁薄而易破，形成糜烂面；唇红部位疱破损后形成结痂；用探针沿着疱壁底部向周

围看似正常的黏膜上皮轻微挑拨，出现剥离和周缘扩展现象；尼氏征阳性。类天疱疮一般发生于 50 岁以上的人，病损最常见于牙龈，腭、颊部、舌黏膜也可受累，一般不侵犯口唇；牙龈病损呈鲜红、水肿，也可形成水疱，疱壁厚，无周缘扩展现象；尼氏征阴性；有时伴有眼、鼻、尿道、肛门部位多窍性损害。

3. 简述口腔扁平苔藓的病理特征。

答：在黏膜白色条纹处，上皮为不全角化层；在黏膜发红部位，上皮表层无角化，一般棘层增生较多，少数棘层萎缩。上皮钉突不规则延长，少数呈锯齿状。基底细胞层液化变性。固有层密集淋巴细胞浸润带。棘层、基底层或固有层有时可见圆形或卵圆形胶样小体。结缔组织内血管可有扩张充血。

实训十一

口腔颌面部囊肿

【目的和要求】

（1）掌握口腔颌面部囊肿的一般病理学特点及分类，常见的口腔颌面部囊肿，如含牙囊肿、鼻腭管囊肿、皮样和表皮样囊肿、甲状舌管囊肿、鳃裂囊肿、黏液囊肿的病理变化。

（2）了解其他口腔颌面部囊肿的病理特点。

【实训内容】

观察含牙囊肿、鼻腭管囊肿、皮样和表皮样囊肿、甲状舌管囊肿、鳃裂囊肿、黏液囊肿大体标本、病理切片和组织学图像。

【实训用品】

显微镜，口腔囊肿大体标本图片，切片。

【方法与步骤】

1. 含牙囊肿

（1）大体标本观察。观察囊肿与牙的关系，囊肿的大小、囊壁的厚度，牙的形态是否异常（图3-36）。

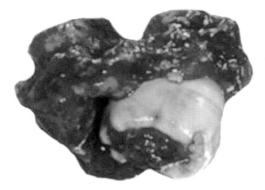

图3-36 含牙囊肿大体标本

（2）显微镜观察。切片低倍镜下，观察囊壁上皮衬里的上皮类型、上皮的厚度，有无钉突，结缔组织囊壁部分有无炎细胞浸润。切片高倍镜下，观察囊肿内衬上皮的类型，有无角化，有无钉突，构成上皮的细胞层数有多少，是否在不同部位有不同的上皮类型；结缔组织囊壁有无炎细胞浸润；浸润细胞的种类，近上皮处炎症明显时上皮有无变化（图3-37）。

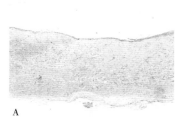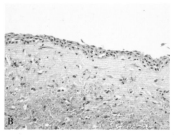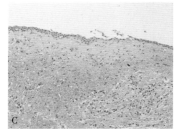

图3-37　含牙囊肿病理

A—低倍镜下观；B—高倍镜下观；C—高倍镜下观

2. 鼻腭管囊肿

（1）低倍镜下观察。观察囊壁上皮衬里的类型，是否存在不同的上皮类型；结缔组织囊壁内是否含有较大的血管和神经束。

（2）高倍镜下观察。观察囊肿内衬上皮的类型，有无角化，有无钉突，结缔组织囊壁内有无炎症（图3-38）。

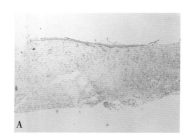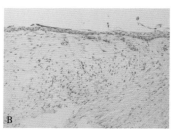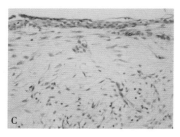

图3-38　鼻腭管囊肿病理

A—低倍镜下观；B—高倍镜下观；C—高倍镜下观

3. 皮样和表皮样囊肿

（1）低倍镜下观察。观察囊壁上皮衬里的类型、结缔组织囊壁内是否有皮肤附属器。

（2）高倍镜下观察。观察囊肿内衬上皮的类型、构成上皮的细胞层次有多少、囊腔内有无角化物（图3-39，3-40）。

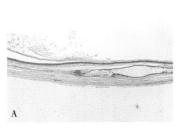
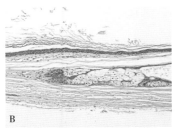
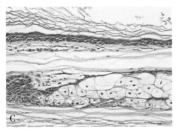

图3-39　皮样囊肿病理

A—低倍镜下观；B—低倍镜下观；C—高倍镜下观

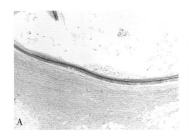
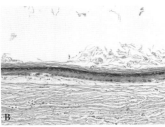
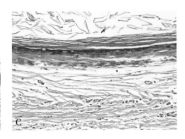

图3-40　表皮样囊肿病理

A—低倍镜下观；B—高倍镜下观；C—高倍镜下观

4. 甲状舌管囊肿

（1）低倍镜下观察。观察囊壁上皮衬里的类型，是否存在不同的上皮类型；结缔组织囊壁内是否含有甲状腺组织。

（2）高倍镜下观察。观察囊肿内衬上皮的类型，有无角化，有无钉突，结缔组织囊壁内甲状腺组织的形态是否正常（图3-41）。

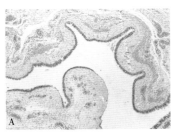
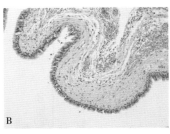
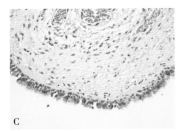

图3-41　甲状舌管囊肿病理

A—低倍镜下观；B—高倍镜下观；C—高倍镜下观

5. 鳃裂囊肿

（1）低倍镜下观察。观察囊壁上皮衬里的上皮类型，上皮的厚度；有无钉突；结缔组织囊壁部分有何变化。

（2）高倍镜下观察。观察囊肿内衬上皮的类型，构成上皮的细胞层次有多少，是否在不同部位有不同的上皮类型；结缔组织囊壁有无大量的淋巴细胞存在，是否形成淋巴滤泡（图3-42）。

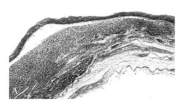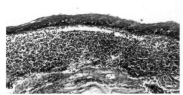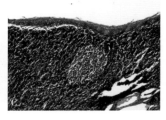

图3-42　鳃裂囊肿病理

A—低倍镜下观；B—高倍镜下观；C—高倍镜下观

6. 黏液囊肿

（1）低倍镜下观察。观察组织中有无囊腔形成，在何部位，是否内含囊液，囊壁及囊液中是否有炎症细胞，囊腔有无上皮衬里，囊肿邻近有无小唾液腺组织。

（2）高倍镜下观察。观察囊壁的组织构成，有无上皮衬里，囊壁中血管是否丰富；囊内有无囊液，其中有哪些细胞成分，注意有无泡沫细胞（图3-43，3-44）。

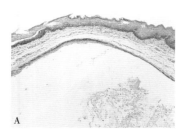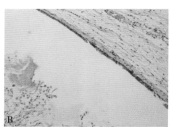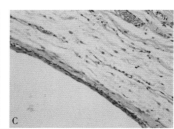

图3-43　潴留型黏液囊肿病理

A—低倍镜下观；B—高倍镜下观；C—高倍镜下观

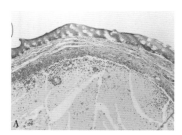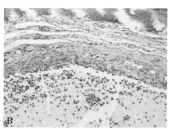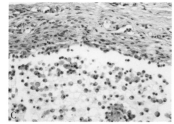

图3-44　外渗型黏液囊肿病理

A—低倍镜下观；B—高倍镜下观；C—高倍镜下观

【实训作业】

绘出含牙囊肿、鳃裂囊肿高倍镜下图。

【习题集】

1.简述口腔颌面部囊肿的分类。

2.简述口腔颌面部囊肿的一般组织学特征。

3.简述牙源性囊肿的概念。

4.总结各种口腔颌面部囊肿的临床特点，包括部位、内衬上皮和囊壁结缔组织的病理特点。

实训十二

颌骨疾病

【目的和要求】

掌握颌骨牙髓炎的常见类型和病理变化，颌骨骨纤维异常增生症的病理变化。
了解朗格汉斯细胞组织细胞增生症的病理变化。

【实训内容】

观察急性化脓性颌骨骨髓炎、慢性化脓性颌骨骨髓炎、骨纤维异常增生症切片。

【实训用品】

显微镜，颌骨骨髓炎的各型切片，临床病理图片。

【方法和步骤】

1. 急性化脓性颌骨骨髓炎

（1）低倍镜下观察。可见骨髓组织高度充血、水肿，骨髓腔内大量中性粒细胞浸润。

（2）高倍镜下观察。死骨形成是诊断骨髓炎的重要指标，随着炎症发展，组织溶解坏死，骨髓腔被化脓性渗出坏死物质充满，形成脓肿；病变区骨小梁的成骨活性降低，破骨活性增高，邻近的骨小梁因失去血供而坏死（图3-45）。

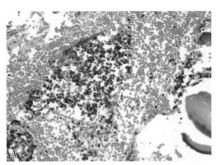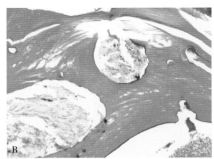

图3-45 急性化脓性颌骨骨髓炎病理

A—骨髓腔内大量中性粒细胞浸润；B—死骨形成

2. 慢性化脓性颌骨骨髓炎

（1）低倍镜下观察。伴有明显骨吸收和死骨形成的化脓性病灶。

（2）高倍镜下观察。死骨表现为骨细胞消失，骨陷窝空虚，骨小梁周围失去成骨细胞衬覆；死骨周围有炎症性肉芽组织，伴不同程度的炎细胞浸润。有时可见死骨完全崩解，菌群繁殖（图3-46）。

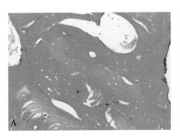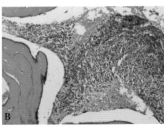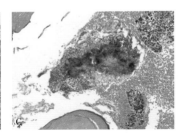

图3-46 慢性化脓性颌骨骨髓炎病理
A—死骨形成；B—炎症性肉芽组织；C—菌团

3. 骨纤维异常增生症

（1）低倍镜下观察。病变区可见增生的纤维结缔组织，含较多幼稚的骨小梁。

（2）高倍镜下观察。骨小梁形态不规则，无板层结构，排列无方向性，分布较均匀。成纤维细胞呈梭形，大小一致，无异型性。胶原纤维排列疏松或呈旋涡状，内含血管，有时可见软骨岛及破骨细胞（图3-47）。

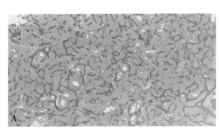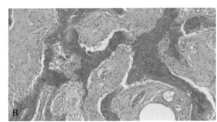

图3-47 骨纤维异常增生症病理
A—低倍镜下观；B—高倍镜下观

4. 朗格汉斯细胞组织细胞增生症（图3-48）

（1）低倍镜下观察。增生由朗格汉斯细胞、散在浸润的嗜酸性粒细胞及其他炎症细胞组成。有的还有数量不等的泡沫细胞和多核巨细胞。

（2）高倍镜下观察。可见朗格汉斯细胞呈多灶状、片状聚集，细胞体积较大，不具备树突状突起，胞质丰富，呈淡红色，胞核圆形或椭圆形，具有特征性核沟和凹陷，核仁明显。

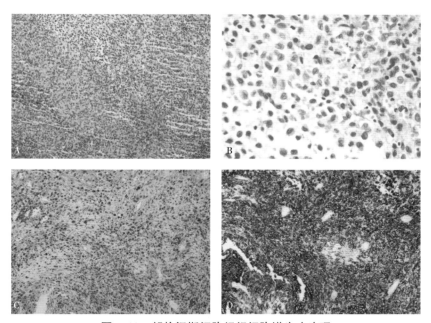

图3-48 朗格汉斯细胞组织细胞增生症病理

A—HE 染色；B—核沟；C—s-100 免疫组化阳性；D—CD1a 免疫组化阳性

【实训作业】

绘出骨纤维异常增生症的镜下病理变化图。

测试题

一、选择题

1. 颌骨骨髓炎 X 线呈"虫蚀状"低密度区的病理基础是（ ）

A. 骨膜增生，骨膜加厚

B. 骨组织增生，骨小梁增粗

C. 骨组织吸收，骨小梁结构不清

D. 死骨形成，肉芽组织充填

E. 新骨形成，骨小梁不规则

正确答案：C

答案解析：颌骨骨髓炎 X 线呈"虫蚀状"低密度区的主要病理表现为伴有明显骨吸收和死骨形成的化脓性病灶，死骨主要表现为骨细胞消失，骨陷窝空虚，骨小梁周围缺乏成骨细胞，骨小梁结构不清。

2. 骨嗜酸性肉芽肿的临床病理不包括（　　）

A. 临床发生于婴幼儿

B. 牙龈肿胀、颌骨肿大

C. 病变主要由朗格汉斯细胞组成

D. 含有嗜酸性细胞

E. 含有泡沫细胞

正确答案：A

答案解析： 骨嗜酸性肉芽肿一般是指局限于骨的组织细胞增生症，属于组织细胞增生症的一种类型。溶骨病损内含有组织细胞和嗜酸性粒细胞累积，好发年龄为青少年，好发部位为颅骨、肋骨、脊柱、肩胛骨等。

3. 朗格汉斯细胞组织细胞增生症包括（　　）

A. 嗜酸性肉芽肿、汉－许－克病

B. 嗜酸性肉芽肿、勒－雪病及朗格汉斯病

C. 汉－许－克病、勒－雪病

D. 嗜酸性肉芽肿、汉－许－克病及勒－雪病

E. 嗜酸性肉芽肿、汉－许－克病及朗格汉斯病

正确答案：C

答案解析： 记忆题。

4. 慢性化脓性颌骨骨髓炎的病理诊断依据是（　　）

A. 牙槽黏膜红肿

B. 大量炎细胞浸润

C. 骨吸收

D. 死骨形成

E. 瘘管形成

正确答案：C

答案解析： 慢性颌骨骨髓炎的主要诊断依据是瘘管形成和溢脓；死骨形成后，可从瘘孔排出小死骨片；瘘管用探针检查可触知骨面粗糙。但此题要求病理诊断依据，考虑为死骨形成。

二、名词解释

纤维性骨营养不良综合征 纤维性骨营养不良综合征指多骨性的纤维结构不良的损害同时伴有皮肤色素沉着和女性性早熟等内分泌异常。

三、简答题

1.简述慢性化脓性骨髓炎的病理变化。

答：伴有明显骨吸收和死骨形成的化脓性病灶。死骨主要表现为骨细胞消失，骨陷窝空虚，骨小梁周围缺乏成骨细胞。死骨周围有炎症性肉芽组织，使死骨与周围组织分离。小块死骨可从瘘管排出，大块死骨周围有纤维结缔组织围绕。病变周围有时可见成纤维细胞和毛细血管增生，伴不同程度的淋巴细胞、浆细胞、巨噬细胞和中性粒细胞浸润。死骨摘除后，纤维组织增生活跃，分化出成骨细胞，并形成反应性新骨。

2.简述颌骨纤维结构不良的病因及病理变化。

答：肉眼见病变部位骨膨隆，剖面显示骨密质变薄，界限不清，骨髓腔被灰白色结缔组织代替，从质韧到沙砾样逐渐移行，可有出血或囊性变，囊内为淡黄色液体。当含有软骨时，表现为界清、淡蓝色的半透明物质。

镜下见疏松的细胞性纤维组织代替了正常骨组织，其中见形态不一的编织状骨小梁，彼此缺乏连接，无层板结构，纤细呈弓形或分枝状，类似"O、C、V、W"等英文字母的形态。小梁的周围往往缺乏成骨细胞。骨小梁之间的胶原纤维排列疏松或呈旋涡状，成纤维细胞大小一致，呈梭形或星形。病变部位富含血管，有时还可见到骨样组织、软骨岛、破骨细胞、泡沫细胞、多核巨细胞，继发性动脉瘤样骨囊肿或黏液变等继发性改变亦可出现。

实训十三

牙源性肿瘤

【目的和要求】

掌握成釉细胞瘤、牙源性角化囊性瘤、牙源性腺样瘤的组织学特征。

【实训内容】

观察口腔常见的牙源性肿瘤的病理切片。

【实训用品】

显微镜，牙源性肿瘤的各型切片。

【方法和步骤】

1. 成釉细胞瘤　成釉细胞瘤是一种较常见的牙源性上皮性肿瘤，约占牙源性肿瘤的60%以上。肿瘤内主要含成釉器样结构，但无釉质或其他牙体硬组织形成。大多数肿瘤发生于颌骨内，常导致颌骨的膨大和面部变形。X线片可表现为单房或多房性透射影，边界清楚，可见硬化带。肿瘤生长可导致牙移位、牙根吸收（图3-49 ～ 3-51）。

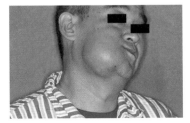

图3-49　成釉细胞瘤可见右下颌骨膨隆

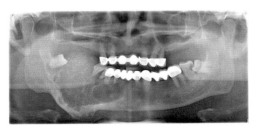

图3-50　成釉细胞瘤X线片

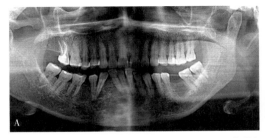
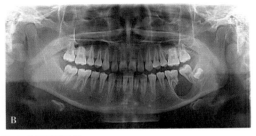

图3-51　成釉细胞瘤曲面断层片

A—单囊型成釉细胞瘤（右下颌单房透射影，边界清楚）；B—促结缔组织增生型成釉细胞瘤（下前牙区肿瘤呈高低密度混合影像）

（1）肉眼观察。肉眼见肿瘤大小不一。剖面常见囊性和实性两种成分，通常在实性肿瘤的背景下，可有多处囊性区域，囊腔内含黄色或褐色液体，实性区呈白色或灰白色（图3-52）。

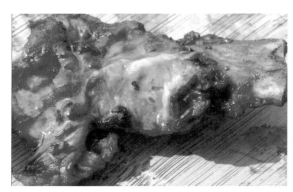

图3-52　成釉细胞瘤肉眼观

（2）低倍镜下观察。肿瘤由上皮性团块或条索构成，其间有多少不等的纤维结缔组织。注意上皮团块或条索的周围细胞形态及排列的方式，中心细胞的形态及排列方式以及中心细胞的形态学变化如鳞状化生、颗粒细胞变、囊性变等；结缔组织中的变化如囊性变、血管扩张等。

（3）高倍镜下观察。观察肿瘤性上皮团块或条索外周细胞的形态，是否为柱状或立方状，细胞核的位置是否为远离基底膜；中心细胞的形态，有无突起，细胞间距离，排列特点，有无鳞状化生或颗粒细胞变，注意颗粒细胞的胞质颗粒及细胞核的形态及位置（图3-53）。

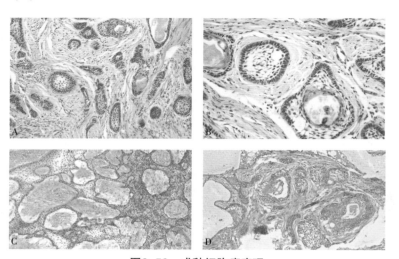

图3-53　成釉细胞瘤病理
A，B—滤泡型成釉细胞瘤；C—丛状型成釉细胞瘤；D—棘皮瘤型成釉细胞瘤

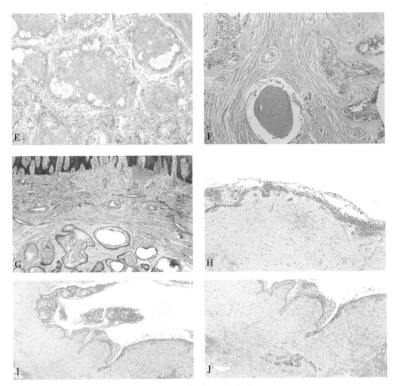

图3-53　成釉细胞瘤病理

E—颗粒型成釉细胞瘤；F—促结缔组织增生型成釉细胞瘤；G—外周型成釉细胞瘤（可见黏膜下为肿瘤组织）；H—单囊型成釉细胞瘤；I—单囊型成釉细胞瘤伴肿瘤突向囊腔；J—单囊型成釉细胞瘤伴囊壁内浸润

2. 牙源性角化囊性瘤　牙源性角化囊性瘤（keratocystic odontogenic tumor）是一种良性、单囊或多囊、发生于颌骨内的牙源性肿瘤，其特征为不全角化的复层鳞状上皮衬里，具有潜在的侵袭性和浸润性生长的生物学行为。其传统的命名为牙源性角化囊肿。男性较女性多见，病变多累及下颌骨，特别是磨牙及升支部，发生于上颌者以第一磨牙后区多见，可单发或多发。X线片表现为单房或多房性透射区（图3-54）。

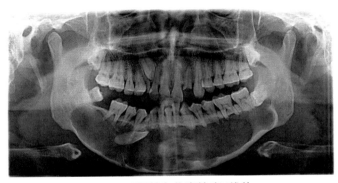

图3-54　牙源性角化囊性瘤X线片

（1）低倍镜下观察。镜下标本一般是囊肿的一部分囊壁组织。首先观察囊肿壁有上皮衬里的部分，观察上皮的厚度，上皮表面平坦还是波浪状，有无角化，上皮有无钉突；囊壁结缔组织中有无蕾状上皮团及子囊（图3-55）。

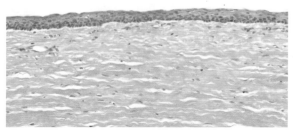

图3-55　牙源性角化囊性瘤（低倍）

衬里上皮为较薄的、厚度一致的复层鳞状上皮，常由5～8层细胞组成，无上皮钉突，上皮—纤维组织界面平坦，衬里上皮常与其下方的结缔组织囊壁分离，形成上皮下裂隙

（2）高倍镜下观察。观察无炎症区囊壁上皮表面有无角化、角化类型，表面有无波浪状表现，有无颗粒层细胞，棘层是否明显，细胞形态有无变化，基底细胞形态、排列特点，细胞核染色特点，上皮中有无细胞分裂及分裂细胞在上皮中的位置；有无子囊及子囊内衬上皮的特点（图3-56）。

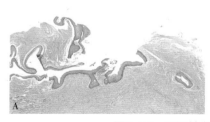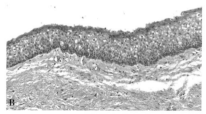

图3-56　牙源性角化囊性瘤（高倍）

A—纤维组织囊壁内有时可见微小的子囊；B—上皮表面呈波浪状或褶皱状，表层角化多呈不全角化；棘细胞层较薄，与表面角化层的移行过渡较突然，棘细胞常呈细胞内水肿；基底细胞层界限清楚，由柱状或立方状细胞组成，胞核着色深且远离基底膜，呈栅栏状排列

3. 牙源性腺样瘤　牙源性腺样瘤生长缓慢，一般无明显症状，发病年龄多为10～19岁。女性比男性多见。病损部位是上颌比下颌多见，上颌尖牙区为好发部位，常伴阻生牙。肿瘤一般较小，直径1～3cm。大多数发生于骨内，少数情况下也可发生于牙龈（外周型）。X线多表现为边界清楚的单房性透射影，常围绕一个阻生牙的牙冠。病变一般呈X线透射区，但有时可见不透光的钙化颗粒（图3-57）。

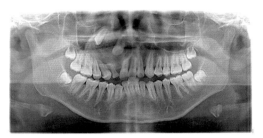

图3-57 牙源性腺样瘤曲面断层片

（1）低倍镜下观察。肿瘤由片状排列的上皮细胞构成，注意肿瘤细胞排列方式的多样性，如腺管状、花瓣状、条索状、团块状等。注意肿瘤细胞之间有无嗜伊红均质物及钙化物沉积；肿瘤间质的多少，肿瘤有无被膜、有无囊性区域。

（2）高倍镜下观察。观察肿瘤中腺管样结构的形态特点、构成腺管样结构的细胞形态，注意其细胞核的位置，腺管样结构中的腺腔是否为真正的腺腔，其内有无分泌物，有无其他组织；注意其他区域的肿瘤细胞形态及排列特点；注意花瓣样结构中细胞的排列及嗜伊红均质物的分布，肿瘤中的钙化物的形态及染色特点，间质的量及分布（图3-58）。

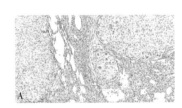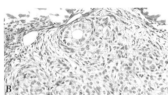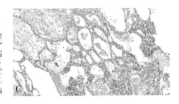

图3-58 牙源性腺样瘤镜下观

A—结节状实性细胞巢，由梭形或立方状上皮细胞组成，形成玫瑰花样结构。上皮细胞之间以及玫瑰花样结构的中心部可见嗜酸性物质沉积；B—腺管样结构，立方状或柱状细胞形成环状的腺管样结构，胞核远离腔面；C—梁状或筛状结构，见于肿瘤的周边部或实性细胞巢之间。细胞呈圆形或梭形，核着色深。常常是1～2层的细胞条索形成筛状

【实训作业】

绘出滤泡型成釉细胞瘤的镜下病理变化图。

测试题

一、选择题

1. 成釉细胞瘤的生物学特点为（　　）

A. 良性肿瘤，无浸润

B. 缓慢生长，无浸润

C. 良性肿瘤，有局部浸润

D. 恶性肿瘤

E. 良性肿瘤，快速生长

正确答案： C

答案解析： 记忆题。掌握成釉细胞瘤的生物学行为。

2. 成釉细胞瘤有下列组织学分型，除了（　　）

A. 滤泡型

B. 丛状型

C. 梭形细胞型

D. 基底细胞型

E. 棘皮瘤型

正确答案： C

答案解析： 记忆题。掌握成釉细胞瘤的组织学分型。

3. 以下可能是牙源性角化囊性瘤复发的原因，除了（　　）

A. 手术难以完整摘除

B. 残留囊壁的上皮具有高度增生能力

C. 囊肿部分区域癌变

D. 囊壁内含有卫星囊

E. 口腔黏膜基底细胞增生

正确答案： C

答案解析： 关于复发原因，目前主导性意见认为牙源性角化囊性瘤的囊壁薄、易破碎、手术难以完整摘除，而残留囊壁的上皮具有高度增生能力，囊壁内可含有微小子囊或卫星囊，若手术残留，可继续长大形成囊肿；可能来源于口腔黏膜上皮的基底细胞增生。

4.牙源性角化囊性瘤有以下病理改变，除了（   ）

A.复层鳞状上皮衬里

B.基底细胞栅栏状排列

C.表面不全角化

D.腺上皮样分化

E.伴卫星囊形成

正确答案：D

答案解析：记忆题。掌握牙源性角化囊性瘤的组织学特点。

5.患者，男，35岁，右下颌角及升支处无痛性、渐进性膨大8年。X线见多囊性骨损害，有受累牙根吸收。病理检查见病变由孤立的上皮岛组成，上皮岛的中心部细胞呈星形，排列疏松，其周边部围绕一层柱状细胞，核远离基底膜呈栅栏状排列。最可能的病理诊断是（   ）

A.滤泡型成釉细胞瘤

B.丛状型成釉细胞瘤

C.牙源性钙化上皮瘤

D.牙源性腺样瘤

E.牙源性角化囊性瘤

正确答案：A

答案解析：记忆题。掌握成釉细胞瘤的组织学亚型形态特点。

二、名词解释

1.**牙源性肿瘤**　牙源性肿瘤是由成牙组织，即牙源性上皮、牙源性间充质或牙源性上皮和间充质共同发生的一组肿瘤，包括真性肿瘤和发育异常。

2.**痣样基底细胞癌综合征**　痣样基底细胞癌综合征是一种具有遗传倾向的疾病，包含多发性牙源性角化囊肿、多发性皮肤痣样基底细胞癌、肋骨及其他骨骼异常、钙磷代谢异常。

3.**玫瑰花样结构**　玫瑰花样结构为牙源性腺样瘤肿瘤上皮形成的结节状实性细胞

巢，由梭形或立方状上皮细胞形成玫瑰花样结构，上皮细胞之间以及玫瑰花样结构的中心部可见嗜酸性物质沉积。

三、简答题

1. 牙源性角化囊性瘤的病理改变主要有哪些？

答：（1）肉眼可见囊肿壁较薄，囊腔内富含黄白色发亮的角化物，有时囊液较稀薄，呈淡黄色或血性液体。

（2）镜下观察。①衬里上皮较薄，为厚度一致的复层鳞状上皮，常由 5 ~ 8 层细胞组成，一般无上皮钉突，上皮 – 纤维组织界面平坦，衬里上皮常与其下方的结缔组织囊壁分离形成上皮下裂隙。②上皮表层呈波状或褶皱状，表层角化多呈不全角化。③基底细胞层界限清楚，由柱状或立方状细胞组成，胞核着色深且远离基底膜，呈栅栏状排列。④棘细胞层较薄，与表面角化层的移行过渡较突然，棘细胞常呈细胞内水肿。⑤纤维囊壁较薄，一般无炎症，但合并感染时，增厚的囊壁内有大量炎细胞浸润。上皮可发生不规则增生，出现上皮钉突，角化消失。⑥纤维结缔组织囊壁内有时可见微小的子囊或上皮岛。

2. 什么是成釉细胞瘤的基本组织学类型？实性/多囊型在此基础上可能有哪些变异？单囊型成釉细胞瘤的病理表现与临床治疗有何关系？

答：成釉细胞瘤的基本组织学类型有实性/多囊型、骨外/外周型、促结缔组织增生型和单囊型。

实性/多囊型可能变异为滤泡型、丛状型、棘皮瘤型、颗粒细胞型、基底细胞型、角化型。

单囊型的Ⅰ、Ⅱ型肿瘤仅表现囊性或囊腔内生长，其生物学行为类似于发育性牙源性囊肿，故单纯刮治后一般不复发。第Ⅲ亚型因其纤维囊壁内存在肿瘤浸润，局部侵袭性可能类似于实性型成釉细胞瘤，故其治疗原则应与后者相同。对术后患者应进行长期随访。

3. 牙源性腺样瘤的组织学特点如何？

答：镜下见肿瘤上皮可形成不同结构。①结节状实性细胞巢，可形成玫瑰花样结构。②腺管样结构，立方状或柱状细胞形成环状的腺管样结构，胞核远离腔面。③梁状或筛状结构。④多边形、嗜酸性鳞状细胞组成的小结节。小结节内鳞状细胞核呈轻度多形性，细胞间有细胞间桥和钙化团块以及淀粉样物质沉着。⑤肿瘤内有时还可见发育不良的牙本质或骨样牙本质。肿瘤间质成分较少。

实训十四

唾液腺肿瘤

【目的和要求】

掌握多形性腺瘤、沃辛瘤、腺样囊性癌、黏液表皮样癌的组织学特征。

【实训内容】

观察口腔常见唾液腺肿瘤的病理切片。

【实训用品】

显微镜，口腔唾液腺肿瘤切片。

【方法和步骤】

1.**多形性腺瘤** 多形性腺瘤是最常见的唾液腺肿瘤，以30～60岁最多见，女性略多于男性。约80%发生于腮腺（图3-59），其次为下颌下腺，舌下腺罕见。小唾液腺以腭部最多见。临床上通常表现为生长缓慢的肿块，肿瘤呈不规则形，表面有结节。由于结构不同，触之软硬不一，可活动。发生于腭部和多次复发者一般不活动，腭部肿物较大时黏膜表面可形成创伤性溃疡。

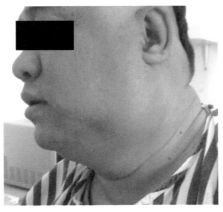

图3-59 腮腺多形性腺瘤临床表现

（1）肉眼观察。多呈不规则结节状。剖面多为实性，灰白色或黄色，可见囊腔形成。肿瘤周围有厚薄不一的包膜。多数肿瘤包膜完整，但是以黏液样结构为主的肿瘤或发生于小唾液腺者包膜可不完整或无包膜（图3-60）。

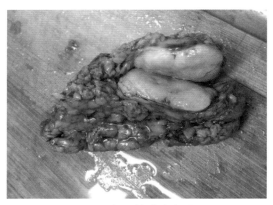

图3-60 多形性腺瘤肉眼观

（2）低倍镜下观察。注意肿瘤的多形性表现，区分上皮成分、黏液样组织和软骨样组织及各种成分的镜下特点。注意肿瘤性上皮细胞的排列方式；肿瘤有无被膜，被膜中有无肿瘤细胞生长（图 3-61）。

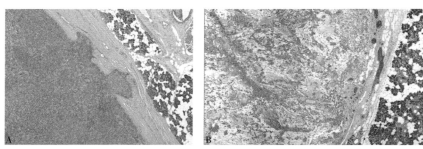

图3-61 多形性腺瘤病理（低倍镜下）

A—肿物有包膜，肿瘤由含导管结构的上皮、黏液样组织和软骨样组织构成；B—肿瘤侵犯包膜

（3）高倍镜下观察。①肿瘤的实质部分，肿瘤性上皮细胞形态不一，排列成大小不等的片状和条索状或形成腺管状结构，腺管内含嗜伊红均质物，有一部分上皮团块或腺管内可发生鳞状化生。②黏液样组织，在粉染均质状的间质中分布着星形的肌上皮细胞，排列比较疏松。③软骨样组织，基质微嗜碱性，其中可见类似软骨的陷窝，陷窝内有软骨样细胞。注意腺管样结构的细胞形态，内层细胞的形态与外层细胞形态的区别，导管结构以外的细胞（肌上皮细胞）形态特点（可出现胞质透明细胞、浆细胞样细胞、梭形细胞等）及细胞排列方式；导管细胞及肌上皮细胞有无鳞状化生（图3-62）。

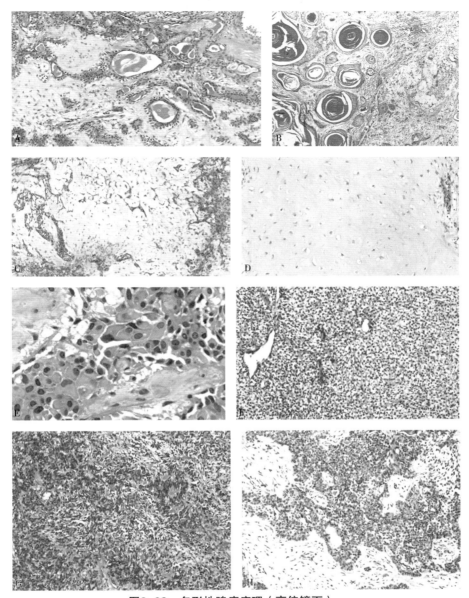

图3-62　多形性腺瘤病理（高倍镜下）

A—腺上皮成分排列成单层导管结构，内含嗜酸性分泌物，导管外层为透明的肌上皮细胞；B—部分上皮团块内可见鳞状化生；C—黏液样区；D—软骨样区；E—浆样肌上皮细胞，胞质丰富，胞核位于细胞一侧；F—透明肌上皮细胞；G—梭形肌上皮细胞；H—腺上皮样肌上皮细胞，细胞呈圆形或立方状

2. 沃辛瘤　在唾液腺良性肿瘤中发生率仅次于多形性腺瘤，发病年龄为2.5～92岁，以50～70岁为发病高峰，平均年龄为62岁。男性多于女性。绝大多数发生于腮腺和腮腺的淋巴结，多数位于腮腺下极，偶见于下颌下腺及小唾液腺。有的发生于双侧，有的为单侧多发性。与吸烟、辐射或自身免疫有关。临床表现为生长缓慢的无痛性肿块。

（1）肉眼观察。肿瘤呈圆形或卵圆形，直径为 2 ~ 4cm，质地柔软，可有囊性感。包膜完整，界限清楚。剖面常有大小不等的囊腔，含透明的黏液样、乳白色或褐色液体，囊腔内可有乳头状突起。少数为实性，呈灰褐色或暗红色。触之可有泥样物溢出（图3-63）。

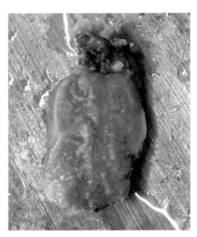

图3-63　沃辛瘤肉眼观

（2）低倍镜下观察。观察肿瘤有无被膜；区分构成肿瘤的主要组织成分即上皮成分和淋巴样组织成分，注意上皮成分的性质、细胞排列特点；肿瘤中有无囊性区，有无囊内容物。

（3）高倍镜下观察。构成肿瘤上皮成分的形态特点、细胞层次、细胞排列，淋巴样组织的分布及形态，有无淋巴滤泡形成（图 3-64）。

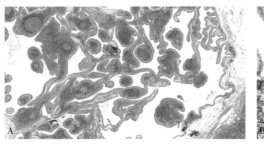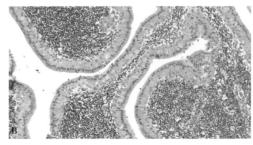

图3-64　沃辛瘤病理

A—低倍镜下见肿瘤形成囊腔，内见上皮衬覆的乳头状突起，间质为淋巴组织间质，淋巴滤泡形成；
B—高倍镜下见嗜酸性上皮细胞，包括柱状细胞及立方细胞

3. 腺样囊性癌　腺样囊性癌是以腺上皮、肌上皮细胞双相分化，具有管状、腺样和实性结构为特点，病程缓慢但长期预后不佳的涎腺恶性肿瘤。患病年龄以 40 ~ 60 岁居多，无明显性别差异。可发生于任何唾液腺，但以腮腺和腭腺居多，发生于舌下

腺的肿瘤首先应考虑为腺样囊性癌。腺样囊性癌生长缓慢，病期较长，呈圆形或结节状，质地中等。

（1）肉眼观察。肿瘤呈圆形或结节状，剖面为灰白色或浅褐色实性肿块，无包膜，呈浸润生长。

（2）低倍镜下观察。观察肿瘤有无被膜，肿瘤组织的生长方式，有无浸润神经，肿瘤细胞的排列方式（筛孔样、条索样、腺管样或实性），间质的多少。

（3）高倍镜下观察。观察筛孔样结构的细胞形态特点，筛孔内容物的结构，注意筛孔之间有无小导管样结构，管状结构的内层细胞与外层细胞形态有何不同；浸润神经的肿瘤细胞的形态及排列特点；肿瘤中有无实性团块，团块中心有无坏死；注意肿瘤细胞有无异型性，核的大小及形态、染色特点、核分裂是否常见（图3-65）。

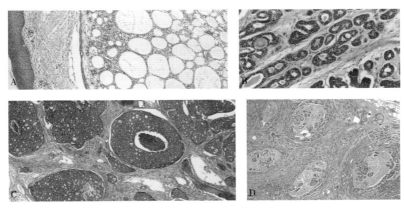

图3-65 腺样囊性癌病理

A—筛状型，肿瘤细胞形成筛状结构；B—管状型，肿瘤细胞形成管状结构；C—实性型，肿瘤实性团中央坏死；
D—肿瘤细胞浸润神经

4. 黏液表皮样癌 为儿童和成人常见的唾液腺恶性肿瘤。任何年龄均可发病，但中年或中年以上为发病高峰。女性比男性多见，约占2/3。此瘤占大唾液腺肿瘤的5% ~ 10%，其中90%发生于腮腺，下颌下腺及舌下腺少见；小唾液腺最常见于腭部。

（1）肉眼观察。高分化者与多形性腺瘤相似，但常无包膜，剖面为灰白色或浅粉红色，有散在的小囊腔，囊腔内有淡黄色黏液。高度恶性者与癌相似，肿瘤无包膜，与周围组织之间界限不清楚，向周围组织浸润。剖面灰白色，实性，囊腔很少，常见出血和坏死。

（2）低倍镜下观察。观察肿瘤范围，有无被膜；肿瘤细胞排列方式，注意肿瘤细胞团块中有无囊腔样结构，囊腔内面有无细胞衬里，有无肿瘤细胞构成的乳头样结构突入囊腔内，细胞形态如何；其他区域的肿瘤细胞形态及排列特点，肿瘤的生长方式如何，是否侵犯正常组织，肿瘤间质的多少。

（3）高倍镜下观察。观察囊腔样结构，囊腔的大小，内衬黏液细胞的形态，胞质是否丰富，染色是否透明，胞核的位置、形态；囊腔内壁有无乳头突入囊腔，乳头表面衬覆的肿瘤细胞的层次和形态，囊腔内有无黏液样物质及脱落的肿瘤细胞；观察囊腔外围的肿瘤细胞如表皮样细胞的形态及排列，在可能的情况下分辨中间细胞。根据细胞成分及形态确定肿瘤的分化程度（图3-66）。

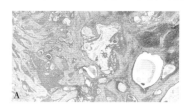 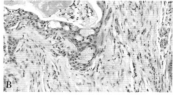 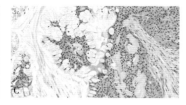

图3-66　黏液表皮样癌镜下观

A—肿瘤可见较多囊腔结构；B—黏液样细胞和表皮样细胞；C—黏液样细胞和中间细胞

【实训作业】

绘出多形性腺瘤的镜下病理变化图。

测试题

一、选择题

1. 黏液细胞在黏液表皮样癌的哪种类型中含量最多（　　）

A. 低分化型

B. 高度恶性型

C. 中分化型

D. 高分化型

E. 以上都不是

正确答案： D

答案解析： 根据3种主要细胞成分的比率及细胞分化程度，黏液表皮样癌分为3种类型。①高分化（低度恶性）型，以黏液细胞和表皮样细胞为主，占肿瘤细胞的

50% 以上，中间细胞较少。②低分化（高度恶性）型，构成细胞主要是中间细胞和表皮样细胞，黏液细胞较少，低于 10%，散在于表皮样细胞之间。③中分化（中度恶性）型，介于上述两型之间，黏液细胞大于 10%。

2. 以下对多形性腺瘤描述正确的是（　　　）

A. 男性多于女性

B. 下颌下腺最多

C. 小涎腺中唇腺多见

D. 40 岁左右多见

E. 生长较快

正确答案：D

答案解析： 多形性腺瘤是最常见的唾液腺肿瘤，以 30 ~ 60 岁最多见，平均就诊年龄是 46 岁。女性略多于男性。约 80% 发生于腮腺，其次为下颌下腺，舌下腺罕见。小唾液腺以腭部最多见。临床上通常表现为生长缓慢的肿块。

3. 腺淋巴瘤由下列哪项组成（　　　）

A. 腺上皮和肌上皮

B. 腺上皮和淋巴样间质

C. 腺上皮和软骨样组织

D. T、B 淋巴细胞

E. 导管上皮和鳞状上皮

正确答案：B

答案解析： 肿瘤由上皮和淋巴样组织构成。肿瘤上皮细胞形成大小和形态不一的腺管或囊腔样结构，有乳头突入囊腔。肿瘤间质为不同程度的反应性淋巴样组织。

4. 黏液表皮样癌的细胞组成是（　　　）

A. 表皮样细胞、腺上皮和黏液细胞

B. 表皮样细胞、软骨样细胞和中间细胞

C. 腺上皮细胞、黏液细胞和中间细胞

D. 表皮样细胞、黏液细胞和中间细胞

E. 黏液细胞、软骨样细胞和中间细胞

正确答案：D

答案解析：记忆题。黏液表皮样癌是由黏液细胞、中间细胞和表皮样细胞构成的恶性唾液腺上皮性肿瘤。

5. 腺样囊性癌的细胞成分主要为（　　）

A. 导管内衬上皮和肌上皮细胞

B. 鳞状细胞和肌上皮细胞

C. 肌上皮细胞和纤维细胞

D. 黏液细胞和导管内衬上皮细胞

E. 黏液细胞和软骨样细胞。

正确答案：A

答案解析：腺样囊性癌是一种基底细胞样肿瘤，它由腺上皮细胞和肌上皮细胞排列成管状、筛状和实性巢等不同的形态结构。

6. 腮腺肿瘤镜下见肿瘤性上皮组织与黏液样、软骨样组织混杂在一起，上皮分别形成腺管样结构和肌上皮细胞以及鳞状细胞团块。最可能的病理诊断是（　　）

A. 黏液表皮样癌

B. 腺样囊性癌

C. 多形性腺瘤

D. 单形性腺瘤

E. 肌上皮瘤

正确答案：C

答案解析：记忆题。掌握多形性腺瘤的组织学结构特点。

7. 腮腺肿瘤镜下见典型的筛状结构，肿瘤细胞排列呈圆形或卵圆形上皮团块，其间含大小不等的囊性腔隙，与藕的断面相似，最可能的病理诊断是（　　）

A. 黏液表皮样癌

B. 腺样囊性癌

C. 多形性腺瘤

D. 单形性腺瘤

E. 肌上皮瘤

正确答案：B

答案解析：记忆题。掌握腺样囊性癌的组织学结构特点。

8.腮腺肿瘤镜下见肿块由上皮和淋巴样组织组成，上皮成分形成不规则囊腔并呈乳头状突入腔内，柱状细胞和锥形细胞均起自基底膜，柱状细胞可达表面，其胞质内含红染的颗粒，间质中见淋巴细胞密集并形成滤泡，最可能的病理诊断是（　　）

A.腺泡细胞癌

B.肌上皮瘤

C.沃辛瘤

D.单形性腺瘤

E.肌上皮癌

正确答案：C

答案解析：记忆题。掌握沃辛瘤的组织学结构特点。

二、名词解释

1.多形性腺瘤　多形性腺瘤是一种包膜情况不一，光镜下以结构多形性而不是细胞多形性为特征的肿瘤。通常上皮和变异肌上皮成分与黏液、黏液样组织或软骨样组织混合存在。

2.腺样囊性癌　腺样囊性癌是一种基底细胞样肿瘤，它由腺上皮细胞和肌上皮细胞排列成管状、筛状和实性巢等不同的形态结构。尽管生长缓慢，但是由于浸润性生长，常危及患者生命。

三、简答题

1.简述多形性腺瘤的主要病理变化。

答：（1）肉眼观察多呈不规则结节状。剖面多为实性，灰白色或黄色，可见囊腔形成，囊内含透明黏液，有时可见浅蓝色透明的软骨样组织或黄色角化物。多数肿瘤包膜完整但厚薄不一。

（2）光镜下可见肿瘤细胞基本结构为腺上皮、肌上皮、黏液、黏液样组织、软骨样组织。

1）腺管样结构。腺管样结构内衬上皮呈立方形或矮柱状或扁平状，胞质微嗜伊红，核圆形或卵圆形，呈空泡状，含1～2个核仁。腺管外围细胞小，胞质少，核深染，呈单层或多层。管腔内有粉染的均质性黏液。

2）实性条索或团片状的肌上皮结构。肿瘤性肌上皮细胞为浆细胞样细胞、上皮样细胞、透明肌上皮细胞、梭形细胞。肌上皮结构中可见鳞状化生，上皮团中央可形成角化珠。

3）黏液样组织或软骨样组织。腺管及上皮条索周围可有疏松排列的上皮细胞逐渐移行为黏液样组织和软骨样组织。黏液样组织的细胞呈星形或梭形，排列疏松；软骨样组织似透明软骨，细胞大小不一，胞质呈空泡状，有的位于软骨样陷窝中，周围基质嗜碱性。

4）肿瘤间质较少，纤维结缔组织常发生玻璃样变。

2. 简述腺样囊性癌的光镜下组织学特点。

答：光镜下观察，肿瘤实质细胞主要为导管内衬上皮细胞和变异肌上皮细胞。导管内衬上皮细胞呈立方状，卵圆形，大小较一致，胞质少，通常透明，胞核为圆形或卵圆形，较大，深染，核分裂象少见；变异肌上皮细胞呈扁平状、梭形或不规则形。这两种细胞排列成管状、筛状和实性结构，在同一肿瘤中常见到两种以上的排列方式，但以某一种为主。根据肿瘤细胞类型和排列方式分为 3 种组织类型。①腺样（筛状）型。筛状结构为此瘤最典型和最常见的结构。②管状型。主要特点是以肿瘤细胞形成小管状或条索状结构为主。③实性型。此型细胞较小，胞质少，嗜碱性，核分裂象较多，肿瘤细胞排列成大小不等的上皮团。肿瘤间质常有玻璃样变，有些肿瘤间质玻璃样变广泛，而上皮成分稀少。肿瘤细胞常浸润神经。

3. 简述高分化黏液表皮样癌的组织学特点。

答：黏液细胞和表皮样细胞为主，占肿瘤细胞的 50% 以上，中间细胞较少，缺乏异型性和核分裂象。肿瘤细胞排列成巢状或片状，常形成囊腔和腺腔，内衬黏液细胞，可形成乳头突入囊腔，周围为表皮样细胞和中间细胞，腔内有粉染的黏液，如果囊壁破裂、黏液溢出，形成黏液湖。肿瘤间质较多，常见结缔组织玻璃样变性和（或）黏液外溢引起的炎症反应，有时形成生发中心。

实训十五

口腔颌面部其他组织来源的
肿瘤和瘤样病变

【目的和要求】

掌握牙龈瘤、嗜酸性淋巴肉芽肿、鳞状细胞癌的临床病理表型、组织学特征和病理学变化。

【实训内容】

观察牙龈瘤、嗜酸性淋巴肉芽肿、口腔鳞状细胞癌的临床病理表型、手术标本、病理切片和组织学图像。

【实训用品】

临床病理图片，手术标本图，显微镜，口腔肿瘤切片。

【方法和步骤】

1. 牙龈瘤 牙龈瘤分为4种病理类型，分别是纤维性龈瘤、血管性龈瘤、巨细胞性龈瘤、先天性龈瘤。

（1）肉眼观察。观察肿物的部位、大小、色泽、质地，表面是否完整，有无溃疡（图3-67）。

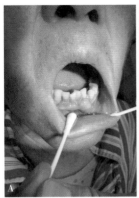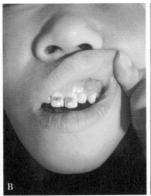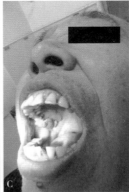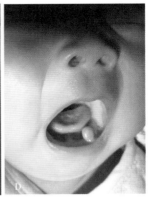

图3-67 牙龈瘤各型临床表现

A—纤维性龈瘤；B—血管性龈瘤；C—巨细胞性龈瘤；D—先天性龈瘤

（2）显微镜观察。低倍镜下，观察肿物表面上皮是否完整，有无溃疡，肿物内主要组织成分如何（血管性、纤维性、巨细胞性），组织间有无炎细胞浸润。高倍镜下，纤维性龈瘤表现为增生的纤维组织，肿物由肉芽组织和胶原纤维束组成，其内见数量不等的慢性炎细胞浸润，以炎症细胞、浆细胞为主，溃疡下区可多见骨化生；血管性龈瘤表现为血管内皮细胞增生呈实性片状或条索状，间质水肿，炎细胞浸润溃疡下区炎症明显；巨细胞性龈瘤间质中血管丰富，其中可见较多大小不等的多核破骨细胞样巨细胞，呈灶性集聚；先天性龈瘤可见瘤细胞呈片状，排列紧密，细胞体积大，胞质丰富并含嗜酸性颗粒（图3-68）。

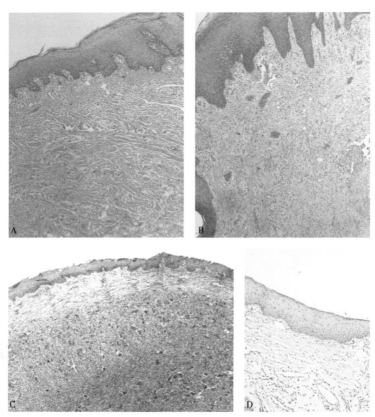

图3-68　牙龈瘤各型病理
A—纤维性龈瘤；B—血管性龈瘤；C—巨细胞性龈瘤；D—先天性龈瘤

2.嗜酸性淋巴肉芽肿

（1）肉眼观察。观察肿物的部位、大小、色泽、质地，是否呈对称性（图3-69）。

（2）显微镜观察。低倍镜下，表现为肉芽肿结构，嗜酸性粒细胞和淋巴细胞灶性或弥漫性浸润；病变血管增生。高倍镜下，早期血管增生明显，嗜酸性粒细胞和淋巴细胞增加，血管壁增厚，甚至呈洋葱皮样外观；后期纤维增生明显甚至呈瘢痕样，炎症细胞减少（图3-70）。

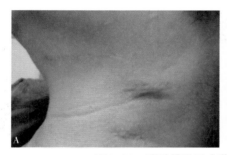
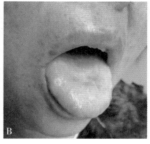

图3-69 嗜酸性淋巴肉芽肿临床表现

A—颈部嗜酸性淋巴肉芽肿；B—舌部嗜酸性淋巴肉芽肿

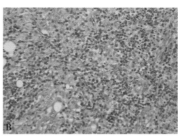

图3-70 嗜酸性淋巴肉芽肿病理

A—低倍镜下观；B—高倍镜下观

3. 鳞状细胞癌 鳞状细胞癌的病理分型包括疣状癌、乳头状鳞状细胞癌、鳞状细胞癌、棘层松解型鳞状细胞癌、基底细胞样鳞状细胞癌、梭形细胞癌、腺鳞癌。以下介绍几种主要的病理分型。

（1）疣状癌。疣状癌是一种非转移性的高分化鳞状细胞癌的亚型，以外生性、疣状缓慢生长和边缘推压为特征。

1）肉眼观察。肿瘤呈圆形外凸生长，初起阶段生长缓慢，无疼痛，无出血症状；肿瘤基底略硬（图3-71）。

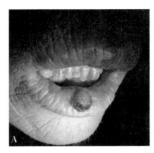
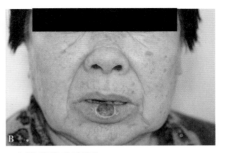

图3-71 疣状癌临床表现

2）手术切除标本观察。肿瘤边界相对清楚，剖面肿瘤组织与正常组织界限清楚（图3-72）。

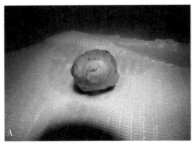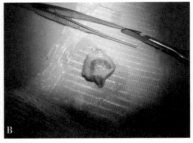

图3-72　疣状癌的手术切除标本

3）显微镜观察。鳞状细胞分化较好，细胞间还可看见细胞间桥；细胞异型性较轻；细胞"抱团"整体推进生长；肿瘤组织与正常组织界面有密集淋巴细胞浸润（图3-73）。

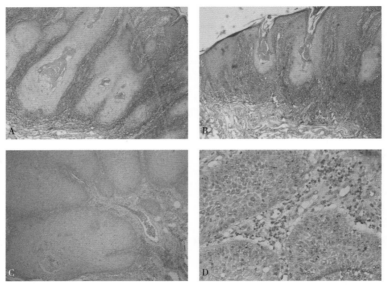

图3-73　疣状癌病理（高倍镜下）

A，B—低倍镜下观；C，D—高倍镜下观

（2）乳头状鳞状细胞癌。乳头状鳞状细胞癌是鳞状细胞癌的一个独特亚型，以外生性乳头状生长为临床表型特征，预后良好。

1）肉眼观察。肿瘤呈外凸生长，一般生长在角化黏膜；表面无明显破溃；肿瘤基底与正常组织相似或略硬（图3-74）。

2）显微镜观察。肿瘤上皮表面呈乳头状增生，过度不全角化，分化好的鳞状细胞间可见细胞间桥，结缔组织乳头细长；有时在固有层可见较多嗜酸性细胞（图3-75）。

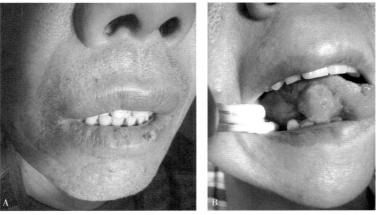

图3-74　乳头状鳞状细胞癌临床表现

A—唇部乳头状鳞状细胞癌；B—舌部乳头状鳞状细胞癌

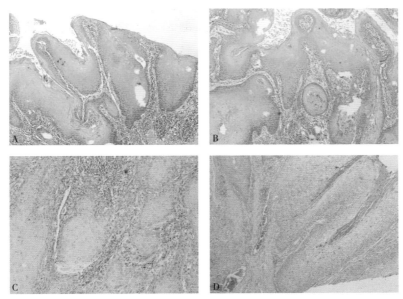

图3-75　乳头状鳞状细胞癌病理

A，B—低倍镜下观；C，D—高倍镜下观

（3）鳞状细胞癌。

1）肉眼观察。肿瘤呈凹陷生长，常呈凹陷溃疡状，伴有疼痛，发展速度较快（图3-76）。

2）显微镜观察。低倍镜下，分化好的鳞状细胞癌中，细胞间可见细胞间桥，在癌巢中央可见角化珠或癌珠；分化差的癌细胞呈明显的异型性并见较多的核分裂象。高倍镜下，高分化鳞状细胞癌与正常鳞状上皮颇相似，即有数量不等的基底细胞和具有细胞间桥的鳞状细胞，角化明显，核分裂象少，非典型核分裂和多核细胞极少，胞核和细胞多形性不明显；低分化的以不成熟的细胞为主，有大量正常或不正常的核分裂，角化非常少，细胞间桥几乎不能看见（图 3-77）。

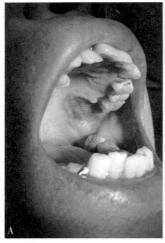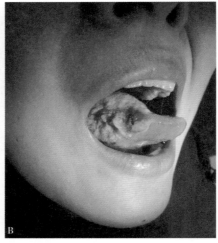

图3-76 鳞状细胞癌临床表现

A—舌鳞状细胞癌；B—腭部鳞状细胞癌

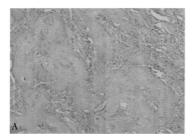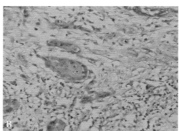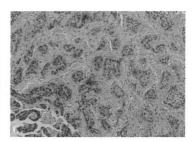

图3-77 鳞状细胞癌病理

A—高分化鳞状细胞癌；B—中分化鳞状细胞癌；C—低分化鳞状细胞癌

【实训作业】

绘出牙龈瘤的镜下病理变化图。

测试题

一、选择题

1. 血管性龈瘤的主要病理表现为（ ）

A. 富含细胞的肉芽组织纤维化

B. 血管内皮细胞增生呈实性片块或条索

C. 细胞间质内多核巨细胞灶性集聚

D. 瘤细胞呈片状，排列紧密，胞质丰富并含嗜酸性颗粒

正确答案： B

答案解析： 记忆题。

2. 以下属于纤维性龈瘤的是（ ）

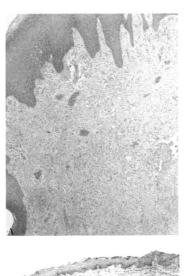
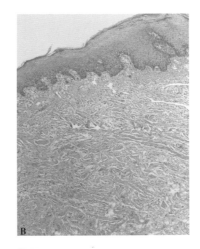
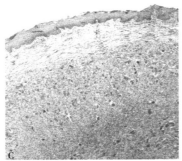
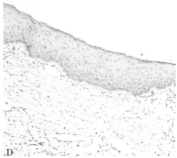

正确答案： A

答案解析： 纤维性龈瘤表现为增生的纤维组织，肿物由肉芽组织和胶原纤维束组成，

其内见数量不等的慢性炎细胞浸润。

3. 嗜酸性淋巴细胞肉芽肿中富含（　　）

A. 中性粒细胞和淋巴细胞

B. 嗜碱性粒细胞和淋巴细胞

C. 嗜酸性粒细胞和淋巴细胞

D. 浆细胞和中性粒细胞

正确答案：C

答案解析：记忆题。

4. 以下不属于鳞状细胞癌病理分型的是（　　）

A. 疣状癌

B. 乳头状鳞状细胞癌

C. 梭形细胞癌

D. 印戒细胞癌

正确答案：D

答案解析：鳞状细胞癌的病理分型包括疣状癌、乳头状鳞状细胞癌、鳞状细胞癌、棘层松解型鳞状细胞癌、基底细胞样鳞状细胞癌、梭形细胞癌、腺鳞癌。印戒细胞癌是一种特殊类型的黏液分泌型腺癌，常发生于胃肠道、乳腺、膀胱及前列腺等部位。

5. 以下属于高分化鳞状细胞癌的病理表现的是（　　）

A. 细胞"抱团"整体推进生长，肿瘤组织与正常组织界面有密集淋巴细胞浸润

B. 肿瘤上皮表面呈乳头状增生，过度不全角化

C. 鳞状上皮分化较好，细胞间桥明显，角化珠多见

D. 以不成熟的鳞状上皮细胞为主，罕见角化，异常核分裂多见

正确答案：C

答案解析：记忆题。

二、名词解释

1. **癌巢**　癌巢指鳞状细胞癌组织中鳞状上皮异常增生，呈团块状或条索状侵入周围组织内。

2. **角化珠**　鳞状细胞癌癌巢中心部分的层状角化物称为角化珠。

三、简答题

1. 简述嗜酸性淋巴肉芽肿的病理变化。

答：低倍镜下，嗜酸性淋巴肉芽肿表现为肉芽肿结构，嗜酸性粒细胞和淋巴细胞灶性或弥漫性浸润，病变血管增生。高倍镜下，早期血管增生明显，嗜酸性粒细胞和淋巴细胞增加，血管壁增厚，甚至呈洋葱皮样外观；后期纤维增生明显，甚至呈瘢痕样，炎症细胞减少。

2. 疣状癌有何临床病理特征？

答：疣状癌是一种非转移性的高分化鳞状细胞癌的亚型，以外生性、疣状、缓慢生长和边缘推压为特征。肉眼观察肿瘤呈圆形外凸生长，初起阶段生长缓慢，无疼痛，无出血症状。肿瘤基底略硬。显微镜观察鳞状细胞分化较好，细胞间可见细胞间桥。细胞异型性较轻。细胞"抱团"整体推进生长。肿瘤组织与正常组织界面有密集淋巴细胞浸润。

3. 简述鳞状细胞癌的病理分级和病理特点。

答：鳞状细胞癌分为高、中、低分化3级。高分化鳞状细胞癌类似于正常鳞状上皮，细胞间桥明显，角化珠多见，核分裂象少。中分化鳞状细胞癌角化珠少见，细胞间桥不明显，核分裂象较多，可见异常核分裂象。低分化鳞状细胞癌以不成熟细胞为主，细胞间桥几乎不能发现，罕见角化，有大量核分裂，细胞异型性明显。

附录　牙磨片制作方法

【目的和要求】

掌握牙磨片的制作方法。

【实训内容】

收集离体牙，将离体牙按实验步骤制备成牙的横断磨片或纵断磨片，以备在镜下观察牙体组织的结构。

【实训用品】

新近拔除的前磨牙或第三磨牙，低速直头手机，夹石针，金刚砂磨片，磨石，卡尺，载玻片，盖玻片，中性树胶等。

【方法和步骤】

1.**选择牙** 选择新近拔除的前磨牙或第三磨牙，要求牙体组织完整，根尖孔发育完成。由于牙釉质和牙本质的有机物含量不同，钙化程度有差异，选择新近拔除的牙，在制作磨片的过程中牙釉质与牙本质不易剥离，可以保证磨片的质量，提高制作磨片的成功率。注意在制作磨片前，要去净牙周组织。

2.**分切牙** 将两片金刚砂磨片中间夹一层垫片，使两个金刚砂磨片间的距离在0.5mm左右，固定在夹石针上，安放在可喷水的低速直头手机上。左手拿稳牙，右手以改良握笔式持低速手机，选取稳定的支点后，根据牙的分切需要，缓慢平稳地进行切割，将牙切成0.5mm左右的薄片（附图1）。

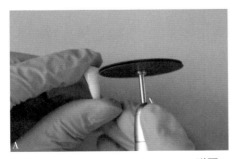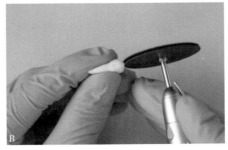

附图1 分切牙
A—牙横磨片切割；B—牙纵磨片切割

3. **研磨** 选择外形完整、厚薄较均匀的牙磨片后，用手指抵住磨片，在磨石上进行粗研磨，边研磨边滴水。操作时使手指指腹紧贴牙片，与磨石成 30°，并在研磨的过程中根据手感辨别磨片的厚薄而施力，磨薄至 0.25mm 左右的厚度时，换毛玻璃进行细研磨，直至牙片表面光滑、平整，随后用卡尺确认磨片厚度（附图 2）。

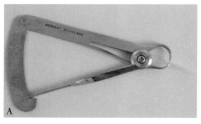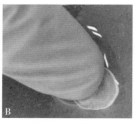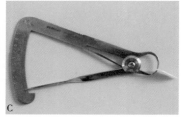

附图2　研磨

A—选取磨片；B—磨石上研磨牙磨片；C—研磨完成后

4. **流水冲洗** 将研磨完成的牙片在流水下反复冲洗，滤纸吸干水分（附图 3）。

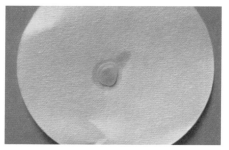

附图3　冲洗吸干磨片

5. **脱水** 将磨片依次置入浓度为 70%、75%、80%、85%、90%、95%、100% 的酒精中，各放置 10 分钟。

6. **透明** 将经过脱水处理后的磨片置入二甲苯溶液中 10 分钟，取出后放在滤纸上吸净液体。

7. **封片** 将处理好的牙磨片置于载玻片的中央，随后在磨片组织的中央根据组织大小滴加 2 ~ 3 滴中性树胶，用盖玻片轻轻接触中性树胶，随后顺势缓慢将盖玻片覆盖在牙磨片上，避免封片过程中产生气泡而影响观片效果（附图 4）。

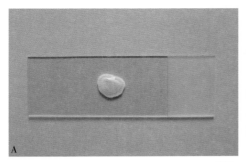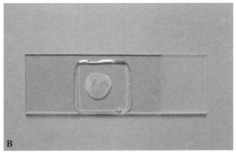

附图4 封片
A—滴加中性树胶；B—封片完成

【实训作业】

完成牙磨片的制备。

【习题集】

1. 制备牙磨片有何意义？

2. 在牙的横断磨片和纵断磨片上进行镜下观察时，分别可观察到牙体组织的哪些结构？